U0198362

中国临床案例

肿瘤内科病例精解

主编 刘天舒 周宇红 崔越宏

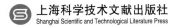

上海科学技术文献出版社

Shanghai Scientific and Technological Literature Press

图书在版编目（CIP）数据

　　肿瘤内科病例精解 / 刘天舒，周宇红，崔越宏主编
. -- 上海：上海科学技术文献出版社，2023
　　（中国临床案例）
　　ISBN 978-7-5439-8727-2

　　Ⅰ.①肿… Ⅱ.①刘… ②周… ③崔… Ⅲ.①肿瘤—
内科—病案—分析 Ⅳ.① R73

　　中国版本图书馆 CIP 数据核字（2022）第 256747 号

策划编辑：张　树
责任编辑：应丽春
封面设计：李　楠

肿瘤内科病例精解

ZHONGLIU NEIKE BINGLI JINGJIE

主　　编：刘天舒　周宇红　崔越宏
出版发行：上海科学技术文献出版社
地　　址：上海市长乐路 746 号
邮政编码：200040
经　　销：全国新华书店
印　　刷：朗翔印刷（天津）有限公司
开　　本：787mm×1092mm　1/16
印　　张：12.75
版　　次：2023 年 1 月第 1 版　2023 年 1 月第 1 次印刷
书　　号：ISBN 978-7-5439-8727-2
定　　价：218.00 元

http://www.sstlp.com

《肿瘤内科病例精解》
编委会名单

主 编
刘天舒　周宇红　崔越宏

副主编
曾昭冲　侯英勇　石洪成　饶圣祥
胡　洁　陈　漪　周　波

编 委
（按姓氏拼音排序）

艾罗燕　丁　宁　甘　露　何国栋
黄佩新　李　倩　刘　洁　刘　青
闵令强　申　锋　宋伊君　孙惠川
汪学非　王艳红　王志明　吴　菁
徐　蓓　游　洋　余一祎　张　琪
张晨璐　张凌云　张鹏飞　张子寒
周颖婷　朱小东　庄荣源

秘 书
王　妍

注：以上编委会名单人员单位均为"复旦大学附属中山医院"。

第一主编简介

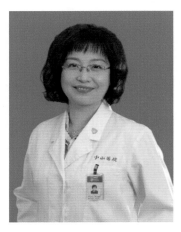

刘天舒，医学博士，主任医师，教授，博士生导师，复旦大学附属中山医院肿瘤内科主任、肿瘤学教研室主任、肿瘤防治中心秘书长。兼任中华医学会肿瘤学分会委员，中华医学会临床流行病学与循证医学分会委员，上海市医学会临床流行病学与循证医学分会第七、第八届主任委员，上海区域和中山医院伦理委员会委员。长期给研究生和医院年轻医生进行临床流行病学中临床研究设计课程的教学。

近5年来以第一作者或通讯作者身份发表论文70余篇，作为参与作者身份发表的论文10余篇，其中的一些成果不仅在 JCO、Nature、NEJM 等一些顶级杂志发表，更是改编了临床实践及指南。作为副主编和参编著作包括：Oncology、《现代肿瘤学（第三版）》《结直肠癌肝转移的早期诊断和综合治疗》《现代胃肠道肿瘤诊疗学》《临床肿瘤康复学》。

获奖与荣誉：专业奖项：2011年教育部科技进步一等奖，2012年上海市科学技术一等奖：结直肠癌肝转移的外科和综合治疗，2017年上海市卫健委：上海市合理用药先进个人，2019年上海市教育成果一等奖，2019年度（第十八届）上海医学科技奖一等奖。社会荣誉：2017—2018复旦大学三八红旗手，2019年上海女医师协会"第三届最美女医师奖"，2020年上海医师协会"杰出专科医师奖"，2020年第四届"国之名医"奖，2022年《医师报》颁发的"十大医学先锋专家"。

擅长消化道肿瘤（食管癌，胃癌，结直肠癌，胆道肿瘤，胰腺癌），还有少见肿瘤，包括胃肠道间质瘤、神经内分泌肿瘤以及实体肿瘤的靶向及免疫治疗。

在消化道肿瘤的内科治疗方面有丰富的临床实践和研究经验，近年来，作为中心负责研究者参与临床新药研究，已参与百余项国际和国内的药物研究项目，涉及胃癌、食管癌、结直肠癌、胰腺癌、胆道肿瘤等。

第二主编简介

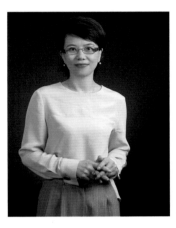

　　周宇红，博士，主任医师，复旦大学附属中山医院肿瘤内科副主任。兼任中国抗癌协会肉瘤专业委员会常务委员，中国抗癌协会肉瘤专业委员会放化疗学组副组长，CSCO 肉瘤专业委员会委员，上海医学会肿瘤学分会骨软肿瘤学组组长，上海市抗癌协会肉瘤专业委员会副主任委员等。主持及参与多项上海市科委课题、参与多项国家自然科学基金项目。

第三主编简介

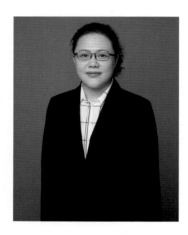

　　崔越宏，医学博士，副主任医师，硕士生导师，复旦大学附属中山医院肿瘤内科副主任、胃肠肿瘤亚专科主任，美国耶鲁大学访问学者。兼任中国抗癌协会第五届胃癌专业委员会内科学组委员，上海市抗癌协会第一届青年理事会理事，上海市医学会肿瘤学分会胃肠肿瘤学组委员兼秘书等。

　　获 2019 年度复旦大学附属中山医院亚专科建设优秀奖，2020 年度亚专科建设优胜奖，2021 年被评为复旦大学附属中山医院临床带教优秀教师。

序

近年来肿瘤学的发展突飞猛进，无论是肿瘤的基础研究、转化研究还是基于肿瘤的生物学、免疫学而衍生出来的一系列针对恶性肿瘤的精准、免疫联合序贯综合治疗的实践和探索，使原来认为不可治愈的恶性肿瘤变为部分可治甚至治愈。在新型药物不断问世和新的治疗理念下，典型并具代表性的治愈案例、获得治疗的疑难案例日益增多，使很多晚期肿瘤患者获得了新生的机会。在此呈现的这本病案集是由我们肿瘤防治中心的新生力量——肿瘤专科培训医生们从临床实践出发，将他们经治的典型的、疑难的或危重的案例收集并整理成册，再经由长期活跃在临床一线的多学科团队精英的指导与知识的凝练而成。通过这些案例完整展示循证思维及规范化的诊治过程。此案例集共展示了32例在我院接受诊治的病例，覆盖胸部肿瘤、胃肠道肿瘤及肝胆肿瘤等常见瘤种，同时也收集了软组织肿瘤、免疫治疗不良反应等具有我院诊治特色的少见疾病类型。这其中有的是参加新型药物临床试验的，也有的是疑难罕见的肿瘤。这些病案的诊治过程体现了临床医生在遵循临床研究证据和指南框架下进行个体化治疗的智慧，尽最大努力探寻，给患者延长生存的机会。

传统的肿瘤治疗方式包括手术、放疗、化疗，病理学帮助医生从形态上识别肿瘤的来源及恶性程度的高低，而新型的分子检测技术则帮助医生在分子层面和基因层面揭示肿瘤发生发展的原因，确立肿瘤的分子分型，并能精准地判断肿瘤的预后，从而开启了现代肿瘤精准和免疫治疗之路。本书中的大部分案例都是依据基因检测的精准结果选用敏感有突变的新一代分子靶向药物或是免疫药物或是联合用药，以此获得了持久的疗效，最大限度地降低了耐药性，其中更有一些是疑难重症案例，最终也都取得了满意的治疗结果。

复旦大学附属中山医院作为一家大型的综合性医院，在国内较早开展肿瘤的多学科综合诊治的工作，有着丰富的病例资源，具备一流的技术平台和技术人员。在对年轻医生的培养过程中，非常重视诊治的跨学科理念，肿瘤诊治中既要遵循规范和指南，又要具备创新和突破思维。本书收集的32例成功案例，反映了他们所具备的扎实的现代肿瘤学基础理论和基础知识，掌握了一系列恶性肿瘤的诊治规范和指南，又善于思考，结合个体化案例敢于突破创新，将理论和实践相结合，勇于探索。更重要的是在他们身上体现了"一切为了病人"生命至上的中山精神。通过他们的知识、技术、智慧、医德挽救了原本被认为不可治的这些晚期肿瘤患者。

愿本书所提供的案例能给国内临床肿瘤学专业医生在肿瘤诊治实践中带去分享和参考，以拓展视野，治愈更多的疑难危重的晚期肿瘤患者。

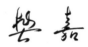

教授，中国科学院院士

复旦大学附属中山医院院长

2022 年 5 月

序言作者简介

樊嘉，肝肿瘤学家，中国科学院院士，教授、主任医师、博士生导师，曾获全国劳模、国家科技进步奖等奖项。从事肝肿瘤外科临床诊疗与基础研究三十余年，至今个人已完成各类复杂肝癌切除手术近 9700 余例，成功实施肝脏移植 2700 余例；首创肝癌合并门静脉癌栓多模式治疗技术；提出肝癌肝移植"复旦标准"和移植后转移复发防治综合策略；系统解析了肝癌转移复发微环境调控分子机制；建立了肝癌早期诊断及转移复发预测模型并实现临床转化，开发了世界首个 miRNA 肝癌早期分子诊断试剂盒并在临床广泛应用，显著提高了肝癌患者早期诊断率。系列成就为确立我国肝癌临床及研究在国际学术界的领先地位做出了重要贡献。

前　言

　　随着国内外肿瘤学专业发展的步伐日益加快，肿瘤的诊治也日新月异。未来，肿瘤学专业的发展将会更加蓬勃，创新药物的研发、创新技术的涌现都将对整个肿瘤学专业的发展起到极大的促进作用。肿瘤患者的诊治同时具有极强的专业性，需要整合肿瘤内科、肿瘤外科、肿瘤放射治疗科及其他如病理、影像、核医学等多学科专业知识。如何将肿瘤学最新进展融入具体临床实践过程，如何在实际临床工作中综合应用多学科体系知识，是肿瘤学专业临床工作的重点和难点。

　　复旦大学附属中山医院作为一家国家大型综合性医院，收治的肿瘤患者不仅来自全国各地，同时也是具有相当的疑难危重的挑战。在这些处理疑难重症肿瘤患者的过程中，肿瘤相关学科通力协作，不仅贯彻了循证思维的原则，也体现了技术创新及全程管理的服务理念。在这么多年的工作中，我和同事一直有个想法，要将我们这些经典的案例整理成册，可以让更多的同行以及年轻的医生了解和指导我们的工作，也让我们自己不断进行反思和审视。由此，我们集合了复旦大学附属中山医院肿瘤防治中心的力量，请肿瘤专科培训医生将自己收治的案例，在上级医生的指导下，还原了整个诊断和治疗过程中的循证思维及规范化的诊治过程。

　　本书每个病例包括临床病情、影像学检查、重要的治疗过程及转归等基本信息，并邀请相关专业的专家做了精彩的点评。内容涵盖临床肿瘤学新进展、新技术、新理念，涉及肿瘤内外科诊治、放疗进展、分子病理检测、肿瘤功能影像、肿瘤临床研究、肿瘤指南解读等。本书内容不仅适合肿瘤内科医生，也适合肿瘤外科、肿瘤放射治疗科等从事肿瘤学专业的临床医生及医学院校学生阅读。我们希望本书能对肿瘤学临床实践产生积极的推动作用，通过真实临床典型案例，从多学科角度引导临床医生学习，在以后的临床工作道路上不断磨炼自己的技艺，培养综合的临床思维能力。

　　本书的编写及顺利出版首先感谢本书的编写组，来自复旦大学附属中山医院肿瘤内科、肝肿瘤内科、呼吸科、介入治疗科、放射治疗科的同事，他们的辛劳付出，才使得本病例集精彩纷呈。在此感谢本书所有作者的热情支持，感谢所有在本书编写过程中给予极大帮助的同事和朋友。同时也感谢上海科学技术文献出版社给予我们的出版帮助。最后，衷心感谢中国科学院院士、复旦大学附属中山医院院长樊嘉教授为本书作序。

愿本书伴随我们与各位同行在肿瘤学诊治和研究领域不断交流和提高！

刘天舒

教授，复旦大学附属中山医院肿瘤内科、肿瘤学教研室主任

目录

第一章　胸部肿瘤　　　　　　　　　　　　　　　　　　　　**001**

病例1　PD-L1阴性晚期肺鳞癌伴肺结核一线免疫治疗 ……………… 001

病例2　晚期肺鳞癌一线免疫单药治疗长期生存 ………………… 005

病例3　晚期肺鳞癌二线免疫治疗假性进展 ……………………… 012

病例4　晚期小细胞肺癌一线免疫治疗 …………………………… 019

病例5　晚期肺腺癌二线免疫治疗 ………………………………… 022

病例6　EGFR突变非小细胞肺癌脑转移 …………………………… 026

病例7　HER2阳性乳腺癌的治疗 …………………………………… 032

第二章　胃肠道肿瘤　　　　　　　　　　　　　　　　　　　**038**

病例8　晚期直肠癌多线治疗失败后局部介入联合系统治疗 ………… 038

病例9　进展期贲门恶性肿瘤局部介入联合化疗 ………………… 044

病例10　年轻患者RAS野生型肠癌一线治疗 ……………………… 049

病例11　HER2阳性晚期胃癌治疗 ………………………………… 056

病例12　MET扩增胃癌一线靶向联合化疗 ………………………… 064

病例13　dMMR合并PIK3CA突变肠癌免疫治疗 …………………… 069

病例14　dMMR晚期肠癌综合治疗 ………………………………… 074

病例15　HER2阳性晚期肠癌抗HER2治疗 ………………………… 080

第三章　肝胆肿瘤　　　　　　　　　　　　　　　　　　　　**088**

病例16　反复复发肝内胆管细胞癌综合治疗 ……………………… 088

病例17　肝细胞癌序贯靶向联合免疫治疗 ………………………… 094

病例18　肝细胞癌肺转移免疫单药治疗 …………………………… 099

病例19　肝细胞癌门脉主干癌栓转化切除 ………………………… 107

病例20　肝细胞肝癌门脉主干癌栓介入联合靶向及免疫综合治疗 … 112

第四章　软组织肿瘤及其他少见肿瘤　　　　119

病例21　NGS指导下肝脏肉瘤样癌治疗 …………… 119
病例22　基于基因检测的平滑肌肉瘤精准治疗 ………… 127
病例23　心脏血管肉瘤一线治疗 ………… 132
病例24　晚期恶性周围神经鞘膜瘤综合治疗 ………… 138
病例25　晚期胰腺神经内分泌肿瘤的综合治疗 ………… 143
病例26　MEN1合并3型胃神经内分泌肿瘤 …………… 148
病例27　林奇综合征诊疗 ………… 155

第五章　抗肿瘤治疗不良反应及其他　　　　161

病例28　肝细胞癌综合治疗后免疫相关肝脏毒性 ………… 161
病例29　食管癌免疫治疗相关性肝炎及肺炎 ………… 167
病例30　免疫检查点抑制剂引发的细胞因子释放综合征 ………… 174
病例31　心肾功能不全的晚期肠癌患者的抗肿瘤治疗策略 ………… 180
病例32　急性肠梗阻起病的晚期结肠癌综合治疗 ………… 185

第一章

胸部肿瘤

病例1　PD-L1阴性晚期肺鳞癌伴肺结核一线免疫治疗

一、病历摘要

（一）病史简介

患者男性，60岁，因"咳嗽痰中带血1个月"于2018年5月初入院。患者入院1个月前出现咳嗽，干咳为主，后出现痰中带血，鲜红色，量少，无发热、胸痛、气急等不适。外院胸部CT可见左肺下叶占位，有空洞，纵隔肿大淋巴结。既往长期吸烟史600支/年，否认家族肿瘤疾病史。

（二）专科查体

T 36.6℃，P 68次/分，R 20次/分，BP 128/75mmHg。BSA 1.95m^2，BMI 26.75，PS 1分，NRS（疼痛）0分。

神清，气平。双肺呼吸音清，左下肺呼吸音偏低，未及明显干湿啰音，心律齐。腹软，无压痛。双下肢无明显水肿。

（三）辅助检查

血常规、凝血功能、肝肾功能正常。

胸腹盆CT示左下肺肺门处软组织影伴阻塞性肺炎及不张，左肺门及纵隔多发肿大淋巴结，右侧局部胸膜结节样增厚，转移可能，右肺结节（病例1图1）。

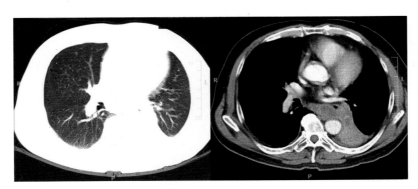

病例1图1　基线胸部增强CT（2018-05-08）

脑 MRI 及骨扫描均未见明显转移病灶。

气管镜病理结果：（左下叶支气管管口）低分化癌，结合免疫组化为低分化鳞癌。P40（＋），p63（＋），TTF-1（－），Syn（－），Ki-67（80％ 阳性），PD-L1（28-8）：阴性，PD-L1（SP142）：阴性。

二、诊疗过程

结合病史、体征及实验室病理检查，明确诊断为左肺鳞癌 $cT_3N_3M_{1a}$（胸膜）Ⅳ a 期。

一线治疗：患者明确诊断后于 2018 年 5 月入组 KEYNOTE-407 临床试验，予以 TC 方案＋MK3475（帕博利珠单抗）/ 安慰剂 200mg 4 周期治疗，后续 MK3475/ 安慰剂单药 1 次 /3 周，共维持治疗 31 周期。期间肿瘤评估为维持 PR（部分缓解）（病例 1 图 2）。期间无免疫不良反应事件发生。目前经揭盲确认该患者所用为 MK3475，即帕博利珠单抗。

之后患者定期随访评估，于 2020 年 10 月发现左下肺病灶较前增大，遂再次入院完善检查，经皮肺穿刺活检病理回报为肉芽肿病变，未见恶性肿瘤证据，特殊染色见个别可疑抗酸阳性菌，结核可能性大。遂予以患者四联抗结核治疗，随访 CT 可见左肺病灶较前缩小，治疗有效（病例 1 图 3）。患者目前抗结核治疗结束，全身肿瘤评估病情稳定。

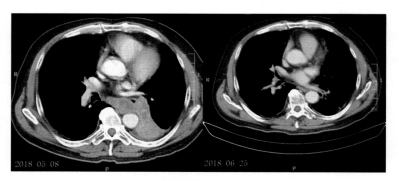

病例1图2　胸部增强CT评估肿瘤PR

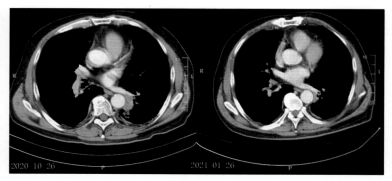

病例1图3　胸部增强CT评估抗结核治疗后病灶吸收

三、病例讨论

1. 诊断与一线治疗方案　根据气管镜活检病理以及影像学表现，患者诊断为晚期肺鳞癌，PD-L1 表达阴性。按照当时国内可及的一线方案，该患者应予以含铂的双药化疗[1]。根据肿瘤治疗的指南推荐，在有合适的临床试验时可以推荐患者参加。经过充分的知情同意，患者同意参加 KEYNOTE-407 临床试验。至今生存期已有 3 年，超过了晚期肺鳞癌的中位生存期。如今 KEYNOTE-407 临床试验结果已公布[2]，中位 PFS（无进展生存期）及 OS（总生存期）分别为 8 个月及 17.1 个月，超过了安慰剂组的 5.1 个月及 11.6 个月，且中位 PFS2（二线治疗无进展生存期）试验组较安慰剂组显著延长；从亚组分析来看，无论患者 PD-L1 表达如何，帕博利珠单抗联合化疗对比单纯化疗均可显著改善 OS、PFS、ORR（客观缓解率）和 PFS2 的终点指标。基于此项试验，对于晚期肺鳞癌患者，帕博利珠单抗联合化疗已成为标准一线治疗方案。

2. 治疗结束后随访过程中发现病灶增大的诊治　该患者在结束肿瘤用药后的第 5 个月常规随访中发现肺部原发病灶增大，我们没有仅仅根据影像学即判断肿瘤进展，而是完善了血液检查，结核杆菌斑点试验（T-SPOT）、隐球菌荚膜抗原试验等血液检查提示阴性，并重新进行了气管镜活检，明确了病灶的增大是因为新发结核感染而非肿瘤的进展导致，并通过抗结核治疗使病灶得到吸收好转。这提示我们两次活检的重要性，并提醒我们需要重视肿瘤治疗后的结核再激活现象或其他继发性感染可能。结核病再激活是一种公认的肿瘤治疗后不良反应，归因于许多抗癌生物制剂以及 TNF-α 抑制剂[3]。在实体肿瘤中，肺结核再激活的发生率最高的是肺癌，其次是胃癌、乳腺癌、肝癌和结肠癌[4]。随着免疫检查点抑制剂在癌症治疗中的广泛应用，免疫检查点抑制剂的感染性并发症成为这些药物新出现的不良反应，包括结核病再激活。有研究指出[5]，免疫检查点抑制剂可能通过宿主及病原体的过度活化而引起活动性结核感染。值得注意的是，免疫检查点抑制剂的免疫相关不良事件可通过抗 TNF-α 抗体治疗[6]，这表明 TNF-α 可能是 PD-1 治疗后免疫过度反应和结核感染的主要驱动因素。这些药物治疗后结核病再活化的确切机制尚有待进一步研究。因此，对于肿瘤患者，尤其是经过免疫检查点抑制剂治疗过的患者，我们需要警惕特殊病原体感染的可能性。

四、病例点评

对于既往晚期肺鳞癌患者，含铂双药化疗是大多数患者的唯一选择，而超过一半的患者在一线含铂双药化疗后的半年内发生肿瘤进展。在免疫检查点抑制剂出现后晚期肺鳞癌的治疗出现了明显的改变。该病例患者参加的 KEYNOTE-407 临床试验结果改变了整个晚期肺鳞癌的治疗格局。不论患者 PD-L1 的表达如何，对于晚期肺鳞癌患者，化疗联合免疫检查点抑制剂成为了新的一线治疗标准。首先，还是要强调下对于肿瘤患者来说参加新药临床研究的重要性，参加新药研究可以使患者更早地受益于新药的治疗。文中该患者便是新药临床研究的获益者，迄今为止，PFS 已超过 3 年。其次，我们要特别注意的是在肿瘤患者影像学进展时，不能仅仅考虑到肿瘤的进展，要充分考虑到其他的可能性，包括结核等特殊病原体感染。该病例患者即是一个例子，而且当病理明确结核时，T-SPOT 检测为阴性（A、B 孔均为 0），也就是说二次活检病理是十分重要的，也是必要的。最后，随着免疫检查点抑制剂应用的越来越普遍，我们要十分警惕药物应用后可能引起的包括结核在内的特殊病原体感染，在应用前对患者的基线检查以及在应用后对患者的监测都要考虑全面。

（病例提供：丁　宁　复旦大学附属中山医院）

（点评专家：胡　洁　复旦大学附属中山医院）

参考文献

[1] 中国临床肿瘤学会指南工作委员会 . 中国临床肿瘤学会（CSCO）原发性肺癌诊疗指南（2018 版）[M]. 北京：人民卫生出版社，2018.

[2]Robinson A，Vicente D，Tafreshi A，et al.97O-First-Line Pembrolizumab Plus Chemotherapy for Patients With Advanced Squamous NSCLC：3-Year Follow-up From KEYNOTE-407[J].Journal of Thoracic OncologyVolume，2021，16（4S）：S748-S749.

[3]Tubach F，Salmon D，Ravaud P，et al.Risk of tuberculosis is higher with anti-tumor necrosis factor monoclonal antibody therapy than with soluble tumor necrosis factor receptor therapy：The three-year prospective French Research Axed on Tolerance of Biotherapies registry[J].Arthritis Rheum，2009，60（7）：1884-1894.

[4]Dobler CC，Cheung K，Nguyen J，et al.Risk of tuberculosis in patients with solid cancers and haematological malignancies：a systematic review and meta-analysis[J].European Respiratory JournalVolume，2017，50（2）：1700157.

[5]Liku BT，Bielecka MK，Ogongo P，et al.Anti-PD-1 immunotherapy leads to tuberculosis reactivation via dysregulation of TNF-α[J].eLife，2020，9：e52668.

[6]Postow MA，Sidlow R，Hellmann MD，et al.Immune-Related Adverse Events Associated with Immune Checkpoint Blockade[J].New England Journal of Medicine，2018，378（2）：158-168.

病例2　晚期肺鳞癌一线免疫单药治疗长期生存

一、病历摘要

（一）病史简介

患者男性，72岁，因"咳嗽1个月余"就诊。患者入院前1个月余在无明显诱因下出现咳嗽，伴少量白黏痰，偶有痰血和夜间胸闷不适，无发热、胸痛等。外院胸部CT见右肺门团块状高密度影，边缘见短毛刺，呈浅分叶状，右肺上叶支气管受压变窄。近半年来体重降低5kg。

患者有糖尿病史30余年，胰岛素治疗中，规律监测血糖稳定。有吸烟史800支/年，否认酗酒史、职业粉尘接触史，否认家族性肿瘤病史。

（二）专科查体

T 36.4℃，P 78次/分，R 20次/分，BP 125/68mmHg。BSA 1.76m^2，BMI 23.75，PS 1分，NRS（疼痛）0分。

呼吸平稳，营养中等。全身浅表淋巴结未及肿大，颈软，气管居中，甲状腺未及肿大，胸廓无畸形，双肺叩诊清音，听诊呼吸音清。腹部平软，肝脾肋下未及，肝肾区无叩击痛。

（三）辅助检查

入院后查血常规、肝肾功能、出凝血功能等未见异常。空腹血糖7.0mmol/L，甲状腺功能未见异常，甲型肝炎、乙型肝炎、丙型肝炎、戊型肝炎、梅毒等抗原、抗体检测均阴性。肿瘤标志物：CEA 18.0ng/ml（<5ng/ml），CA19-9 36.5U/ml（<34ng/ml），CYFRA21-1 20.1ng/ml（<3.3ng/ml），NSE 11.9ng/ml（<16.3ng/ml）。

肺功能：轻度阻塞性通气功能障碍，一氧化碳弥散量基本正常。心脏彩超：主动脉瓣钙化，LVEF 70%。腹部超声：右侧肾上腺区转移灶可能；甲状腺＋颈部淋巴结超声：甲状腺双侧叶增生结节。胸部增强CT（病例2图1）：右肺门约51mm占位伴右纵隔肺门淋巴结肿大、右肺动脉受累，右上肺阻塞性炎症，合并右肺内转移灶。腹部增强CT（病例2图1）：右侧肾上腺占位约32mm，考虑转移。盆腔增强CT示前列腺增生。头颅MRI增强：颅内未见明显转移灶。骨扫描：全身骨扫描未见骨转移表现。

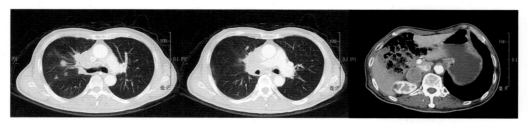

病例2图1 胸腹部增强CT（2017-11-07）

进一步行支气管镜检查见右主支气管、右中间支气管、右上叶支气管黏膜肿胀隆起，上下叶间嵴增宽，右上叶各段支气管管腔狭窄，前段呈新生物浸润表现（病例2图2），直视下于前段活检及刷检。术后病理：（右上叶前段）黏膜鳞状上皮重度异型增生，癌变（鳞状细胞癌，Ⅱ级）。基因检测：PIK3CA基因第9外显子存在点突变，EGFR、ALK、ROS-1、KRAS、BRAF、RET、HER2均未检测到基因变异。

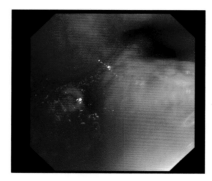

病例2图2 支气管镜检查（2017-11-09）

二、诊疗过程

结合患者上述病史、体征及辅助检查，诊断：右肺上叶鳞癌 $cT_4N_2M_{1b}$（右侧肾上腺）Ⅳ A 期 PS 0 分。基因状态：PIK3CA 第 9 外显子存在点突变。同时合并有慢性阻塞性肺疾病（GOLD 1 级）、2 型糖尿病、前列腺增生、甲状腺结节。

根据 2017 年 NCCN 非小细胞肺癌指南（V9），对于无敏感突变的Ⅳ期原发性肺鳞癌，可进行一线标准含铂双药化疗，或基于 KEYNOTE-024 研究结果，对于 PD-L1 TPS ≥ 50% 的患者可进行一线单药帕博利珠单抗免疫治疗。该患者经知情同意后进入 KEYNOTE-042 临床研究进行筛选，经检测 PD-L1（22C3）≥ 1%，符合标准入组并经系统随机至免疫治疗组，按照试验方案接受一线帕博利珠单抗 200mg/ 次 1 次 /3 周的治疗。3 周期治疗后疗效评估 PR（部分缓解）（病例 2 图 3A），CEA、CA19-9 降至正常范围，CYFRA21-1 4.7ng/ml，无免疫相关不良事件。在随后的治疗过程中，患者病灶持续缩小，在 8 周期治疗后达到最佳疗效（病例 2 图 3B）。期间曾发生尿路感染 1 次，CTCAE 2 级，予口服抗生素后好转。

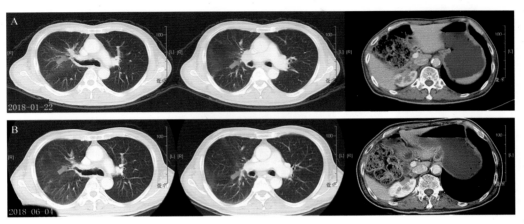

病例2图3　胸腹部增强CT评估

第 25 周期治疗后，随访胸部 CT 见右肺上叶病灶增大（病例 2 图 4），患者无不适主诉。腹盆增强 CT、头颅 MRI、骨扫描未见其他部位肿瘤进展表现，同时复查肿瘤标志物 CEA、CA19-9、CYFRA21-1、NSE、ProGRP 等均正常。血微生物相关检查包括 T-SPOT、G 试验、隐球菌荚膜抗原试验均阴性。为进一步明确右上肺病灶性质，予支气管镜检查，术中见右肺上叶支气管黏膜充血，前段支气管瘢痕样狭窄，见少量分泌物溢出，于右上叶前段行活检及冲洗（病例 2 图 5），标本送微生物涂片、培养、微生物二代测序及病理检查。肺组织、冲洗液微生物涂片＋培养检查均阴性，微生物二代测序亦未见有明确致病相关病原体。病理结果：（右肺上叶前段）送检肺泡组织及支气管壁组织，肺泡上皮轻度增生，肺泡间隔增宽不明显，间质少量炎症细胞浸润，组织细胞沉积，现有活检组织未见肉芽肿及肿瘤证据。结合支气管镜镜下表现及各项辅助检查结果，肿瘤进展、感染、免疫相关性肺炎等证据均不充分，考虑患者右上肺病灶为右上叶前段阻塞性不张可能大，按照治疗方案继续予帕博利珠单抗免疫治疗，后每 1 ~ 2 个月复查胸部 CT 未见病灶进展。34 周期治疗后复查胸部 CT 见右上叶病灶吸收好转（病例 2 图 6）。按照临床试验方案，患者接受共 35 周期免疫治疗，后期进行定期影像学复查及随访。在结束免疫治疗 10 个月后，患者右上叶曾再次出现斑片影及原发灶部位实变影增大，无临床症状，结合患者病史考虑右上叶前段治疗后改变导致反复肺不张所致，未给予特殊治疗，CT 所示右上叶病灶在后续半年随访复查过程中再次缩小。

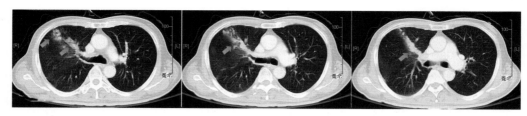

病例2图4　CT检查（2019-06-17）

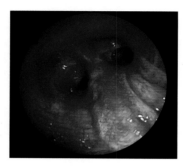

病例2图5　支气管镜检查（2019-06-19）

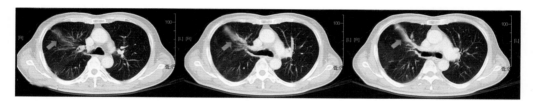

病例2图6　复查胸部CT（2019-12-03）

三、病例讨论

1. 免疫检查点抑制剂在非小细胞肺癌一线治疗中的地位与选择　众多临床研究已证实免疫检查点抑制剂（ICIs）在晚期非小细胞肺癌（NSCLC）的一线和后线治疗中可改善患者临床疗效和预后。基于 KEYNOTE-024、KEYNOTE-042、KEYNOTE-407、CheckMate-227、Impower-150 等系列研究，ICIs 在无敏感基因突变的晚期 NSCLC 的一线治疗中占有重要席位。肺鳞癌 EGFR、ALK 等驱动基因出现敏感突变的概率低，分别约 8.3% 和 3.7%，使得绝大多数转移性肺鳞癌患者缺乏靶向治疗机会。基于目前 NCCN 指南和临床研究证据推荐，对于无敏感突变的转移性肺鳞癌，在排除禁忌证、PS 评分良好的情况下，可根据 PD-L1 表达情况制订一线治疗方案，包括单药免疫、免疫联合标准含铂双药方案、双药免疫、双药免疫联合标准含铂双药方案等[1, 2]。KEYNOTE-024 研究显示，一线帕博利珠单抗治疗的 5 年总生存率为 31.9%，使近 1/3 的晚期 NSCLC 患者实现长生存获益，也支持了帕博利珠单抗成为 PD-L1 TPS ≥ 50% 晚期 NSCLC 患者的有效一线治疗方案。KEYNOTE-042 研究则在 PD-L1 TPS ≥ 1% 的人群中进行进一步探索，发现相较含铂化疗方案，帕博利珠单抗一线治疗 PD-L1 TPS ≥ 50%、≥ 20% 和 ≥ 1% 的晚期 / 转移性 NSCLC 患者，均可明显延长 OS，且在更高 PD-L1 表达水平患者中获益更大，亚组分析显示，中位 OS、3 年 OS 率在 PD-L1 TPS ≥ 50%、≥ 20% 和 ≥ 1% 的患者中分别为 20.0 个月（31.3%）、18.0 个月（28.3%）、16.4 个月（25.3%）[3]。本例患者入组 KEYNOTE-042 研究，共接受 35 周期单药免疫治疗，无严重不良反应，并在结束免疫治疗后 19 个月仍在持续获益，有望实现长生存获益。

如何选择免疫治疗长生存获益人群、探索相关生物标志物和联合治疗策略是未来的重要研究方向。KEYNOTE 系列研究奠定了 PD-L1 这一标志物在免疫治疗疗效预测中的地位，肿瘤 DNA 相关标志物（如肿瘤突变负荷 TMB、DNA 损伤修复基因、STK11、B2M 等）、肿瘤免疫微环境（如肿瘤浸润淋巴细胞）、T 细胞基因特征、cfDNA/cfRNA、肠道微生物等是目前主要的标志物研究方向，规范检测方法和界值，联合不同标志物，明确不同检测手段的适用对象，发展更为廉价、高效、动态的检测方法或许能够为今后免疫精准治疗和长生存的实现带来希望[4]。另外，本例患者连续接受了近 2 年治疗并在停药后持续获益，其中免疫治疗的最佳治疗时间及停药指征也是另一个值得探讨的问题。CheckMate-153 研究在这一问题上进行了初步探索，对比持续和一年固定期限使用纳武利尤单抗维持治疗，结果显示持续治疗组的中位无进展生存期（PFS）、OS 均较固定期限治疗组有所延长（PFS：24.7 个月 vs 9.4 个月，HR 0.56；OS：未达到 vs 32.5 个月，HR 0.61），预示持续治疗超过一年可改善预后。当然，在不同患者、药物和治疗方案中这一问题仍需要进一步研究。

2. 免疫相关性肺炎的鉴别诊断　在免疫治疗过程中，我们不可避免地将会面临其特有的免疫相关不良反应。肿瘤相关抗原在正常组织的表达导致补体调节或固有免疫细胞如巨噬细胞介导的 ADCC 效应而导致正常组织的损害、正常免疫稳态失调、自身反应性 T 细胞扩增、T 细胞活性增强、既往存在自身抗体增高、炎性细胞因子水平增加等因素可能导致免疫相关不良反应的发生发展。其中，免疫相关性肺炎并不少见，其发生率为 3.5% ~ 19%，发生时间各异，中位时间多在首次治疗后的 3 个月内[5]。使用 PD-1 单抗、免疫联合治疗、存在基础间质性肺病、胸部放疗等是发生免疫相关性肺炎的风险因素。临床表现无特异性，可无症状或有咳嗽、气急，发热和胸痛相对少见。在 CT 影像上，可表现为机化性肺炎（OP）、非特异性间质性肺炎（NSIP）、弥漫性肺泡损伤（DAD）、过敏性肺泡炎（HP）等，且通常影像表现并不单一[6, 7]。本例患者在治疗过程中出现右上肺病灶增大，需鉴别肿瘤进展、假性进展、免疫相关性肺炎、肺部感染等。本例患者进行了支气管镜检查以明确，镜下患者右上叶前段呈治疗后的瘢痕狭窄改变，同时病理、微生物检查无肿瘤进展、感染性病变和免疫相关性肺炎的明确证据，考虑为反复肺段不张所致，后续的随访也证实了这一结论。这提醒我们，在患者接受免疫治疗的过程中，出现新发病灶时我们应当如何处理和鉴别，不能单纯以影像作为疾病进展评判依据，需结合各种诊断方法综合判断，避免患者丧失后续治疗机会。

3. PIK3CA 通路的研究进展　该例患者存在 PIK3CA 基因第 9 外显子存在点突变，目前尚无针对该突变的有效治疗药物。PIK3 处于信号通路的中间环节，上游依赖细胞表面受体激活，下游可进一步激活 AKT、mTOR、NF-κB、Bcl-2 等，参与调节细胞增生、迁移、血管生成、细胞外基质重构以及肿瘤免疫原性等[8]。相较肺腺癌而言，PIK3CA 突变在肺鳞癌患者中更为多见，3.9% ~ 11.4% 的肺鳞癌患者可检测出该突变，PIK3CA 最常见的突变主要在 9 号外显子（E545K、E542K）和 20 号外显子（H1047R）。不同于乳腺癌中 PIK3CA 对预后的影响和对制订临床治疗方案中的指导作用，肺癌中这一基因突变的意义尚不十分明确。既往研究显示，PIK3CA 突变多见于吸烟者；在早期肺鳞癌患者中可能预示着生存优势，在可手术切除的肺腺癌中可能与较短的 PFS 有关。一项 Meta 分析显示，PIK3CA 突变与 NSCLC 的总生存期（OS）、无进展生存期（PFS）、肿瘤特异性生存（CSS）等不良预后有显著关联；PIK3CA 可能与其他驱动基因如 EGFR、KRAS 共存，并可能与耐药机制相关[9]。目前针对 PIK3CA 基因突变的靶向治疗尚无充足证据，有多项 PIK3CA 相关通路抑制剂的临床试验在进行之中，也期待未来研究能使我们对于这类患者的特征、治疗、预后等有更为深入的认识。

四、病例点评

该病例是一位晚期肺鳞癌 PD-L1 表达阳性的患者。基于其参加的 KEYNOTE-042 研究，帕博利珠单抗这个免疫检查点抑制剂单药治疗已经成为不伴 EGFR 或 ALK 突变晚期非小细胞肺癌、PD-L1 表达阳性患者的一线标准治疗方案之一。该患者也从 PD-1 单抗一线单药治疗中获益，得到了超过 3 年的 PFS。众所周知，免疫检查点抑制剂的应用过程中可能会出现多系统的免疫治疗相关不良反应，免疫性肺炎即是其中一种相对常见的不良反应。在肺癌患者中，免疫性肺炎的发生率更是高于其他瘤种。在肿瘤的评估过程中，我们要尤其关注免疫性肺炎的发生及与其他包括肿瘤进展、肺部感染等疾病的鉴别。该病例患者在治疗过程中出现了肺不张的表现，通过气管镜的活检发现为支气管的瘢痕狭窄导致，且其后有反复发作并自行好转。这提醒了我们，当发现新发病灶时我们应当如何处理和鉴别，不能单纯以影像作为疾病进展评判依据，需结合各种诊断方法综合判断，才能给予患者最合适的治疗方式。

（病例提供：刘　洁　复旦大学附属中山医院）

（点评专家：胡　洁　复旦大学附属中山医院）

参考文献

[1]National Comprehensive Cancer Network.NCCN Clinical Practice Guidelines in Oncology（NCCN Guidelines）Non-Small Cell Lung Cancer，Version 5.2021，2021.

[2] 中国临床肿瘤学会指南工作委员会 . 中国临床肿瘤学会（CSCO）非小细胞肺癌诊疗指南 [M]. 北京：人民卫生出版社，2020.

[3]Massafra Marco，Passalacqua Maria Ilenia，Gebbia Vittorio，et al.Immunotherapeutic Advances for NSCLC.[J].Biologics，2021，15：399-417.

[4]Memmott Regan M，Wolfe Adam R，Carbone David P，et al.Predictors of Response，Progression-Free Survival，and Overall Survival in Patients With Lung Cancer Treated With Immune Checkpoint Inhibitors[J].J Thorac Oncol，2021，16（suppl 4）：1086-1098.

[5]Nishino Mizuki，Giobbie-Hurder Anita，Hatabu Hiroto，et al.Incidence of Programmed Cell Death 1 Inhibitor-Related Pneumonitis in Patients With Advanced Cancer：A Systematic Review and Meta-analysis[J].JAMA Oncol，2016，2（12）：1607-1616.

[6]Johkoh Takeshi，Lee Kyung Soo，Nishino Mizuki，et al.Chest CT Diagnosis and Clinical Management of Drug-Related Pneumonitis in Patients Receiving Molecular Targeting Agents and Immune Checkpoint Inhibitors：A Position Paper From the Fleischner Society[J].Chest，2021，159（3）：1107-1125.

[7]Gomatou Georgia，Tzilas Vasilios，Kotteas Elias，et al.Immune Checkpoint Inhibitor-Related Pneumonitis[J].Respiration，2020，99（11）：932-942.

[8]Liu Xiaoyan，Xu Yan，Zhou Qing，et al.PI3K in cancer：its structure，activation modes and role in shaping tumor microenvironment[J].Future Oncol，2018，14（1）：665-674.

[9]Wang Yi，Wang Yan，Li Jialong，et al.Clinical Significance of PIK3CA Gene in Non-Small-Cell Lung Cancer：A Systematic Review and Meta-Analysis[J].Biomed Res Int，2020，2020：3608241.

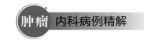

病例3 晚期肺鳞癌二线免疫治疗假性进展

一、病历摘要

（一）病史简介

患者女性，49岁，因"发现右肺占位1个月"入院。

2018-06-22患者体检查胸部CT：右肺下叶背段占位，右肺中叶细小结节影。查肿瘤标志物鳞癌相关抗原（SCC）3.869ng/ml↑。PET-CT：①右肺下叶背段MT（恶性肿瘤），右肺门淋巴结转移考虑；②左侧肾上腺区软组织结节，FDG代谢增高，考虑肾上腺转移可能大。2018-07-17行外周超声支气管镜检查：左侧支气管各管腔通畅，未见新生物；右下叶背段一亚段管腔闭塞，外周超声结合透视下于该处活检3块，其余各管腔通畅，黏膜光滑，未见新生物。病理：（右下肺背段）免疫组化结果示异型细胞为鳞状细胞癌。免疫组化：ALK{克隆号D5F3，Ventana}（－），ALK-N（－），HER2（60%+），MET（100%++），NapsinA（－），p63（+），PD-L1{28-8}（肿瘤5%+，间质－），PD-L1{SP142}（肿瘤90%+，间质5%+），p40（+），TTF-1{8G7G3/1}（－）。患者既往体健，否认粉尘、霉物等接触史，否认呼吸道恶性肿瘤家族史。

（二）专科查体

T 36.5℃，P 87次/分，R 18次/分，BP 101/68mmHg。BSA 1.33m²，BMI 18.6，PS 1分，NRS（疼痛）0分。

神志清，对答切题，查体配合。气管居中，呼吸平稳，全身浅表淋巴结未及肿大。双肺听诊呼吸音清，未闻及干湿啰音、哮鸣音。心前区未闻及病理性杂音，双下肢不肿。

（三）辅助检查

血常规、肝肾功能、电解质、出凝血时间、心肌酶、甲状腺功能等基本正常，肿瘤标志物：SCC 4.0ng/ml，余CEA、CA19-9、CA125、NSE、ProGRP、细胞角蛋白19均正常。

腹盆增强CT：左侧肾上腺区占位，转移不除外；肝囊肿；双侧骶髂关节致密性骨炎可能。

头颅增强MRI：脑内未见确切转移灶。

二、诊疗过程

结合上述病史、体征、实验室检查和活检病理，诊断考虑为：右肺下叶恶性肿瘤（右肺鳞癌 $cT_{2a}N_1M_{1b}$）（左肾上腺），ⅣA 期，PD-L1 90%+。

一线：患者符合并自愿同意参加 KEYNOTE-407 临床研究，2018-08-14 至 2018-10-17 予一线第 1～第 4 周期 TC 方案：紫杉醇 266mg 第 1 天＋卡铂 583mg 第 1 天，1 次 /3 周，化疗联合 MK-3475 200mg/PBO（安慰剂）治疗。2018-11-07 至 2018-12-20 予 MK-3475 200mg/PBO 免疫维持治疗 3 周期，期间病情评估 SD（疾病稳定）。2019-01-08 评估肺部病灶 PD（疾病进展），临床研究揭盲确认患者为安慰剂组。一线治疗 PFS 4.9 个月。

二线：2019-01-22 起予二线 PD-1 抑制剂单药 MK-3475(帕博利珠单抗)200mg 治疗，2019-03-27 患者右肺病灶较前明显增大（最长径增大 29%）（病例 3 图 1），但患者无乏力、咯血、胸痛、体重下降、疼痛加重等不适，肿瘤标志物中细胞角蛋白 19、SCC 无明显升高，且 NSE 降至正常，一般情况好，综合考虑为疾病假性进展，继续原免疫治疗。从 2019-01-22 至 2020-05-14 共予二线第 1～第 22 周期单药 MK-3475 200mg 治疗，期间 2019-05-30 在二线第 6 周期免疫治疗后复查胸部 CT，发现病灶较 2019-03-27 明显缩小（病例 3 图 2），进一步证明免疫治疗有效，2019-03-27 病灶增大为免疫治疗导致的假性进展。疗效评估为缩小 SD。2020-06-04 胸部 CT 提示右肺下叶病灶及右肺门、纵隔淋巴结转移灶均较前增大（病例 3 图 3），病情评估为 PD，二线治疗 PFS 16.6 个月。

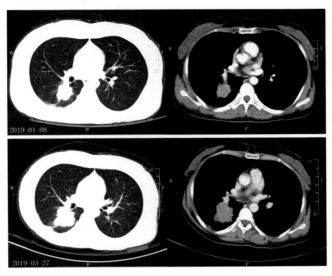

病例 3 图 1　2019-03-27 胸部 CT 示病灶较 2019-01-08 明显增大

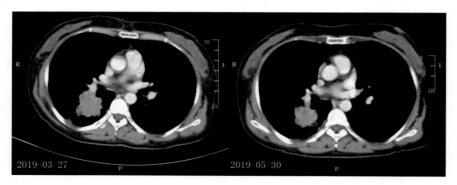

病例3图2　2019-05-30胸部CT示病灶较2019-03-27明显缩小

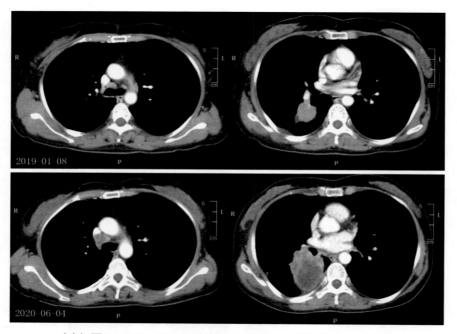

病例3图3　2020-06-04胸部CT示病灶均较2019-01-08增大

三线：2020-06-08完善中央超声支气管镜行4R组淋巴结穿刺活检，病理回报：转移性鳞癌，予以出组。2020-06-10至2020-08-20予三线第1～第4周期GP方案（吉西他滨1.6g第1天、第8天＋顺铂90mg第1天，1次/3周）化疗，期间2020-07-21病情评估为PR（部分缓解）。2020-10-20患者复查胸部CT（病例3图4）示：右肺下叶MT伴阻塞性炎症，右侧气管局部狭窄，两肺、右肺门及纵隔淋巴结转移，右侧胸膜受侵，总体较2020-07-21片进展，病情评估PD。三线治疗PFS 4.4个月。

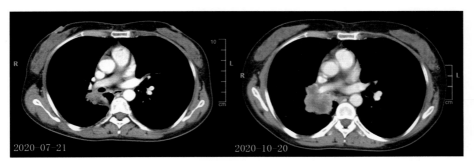

病例3图4　2020-10-20胸部CT病灶较2020-07-21进展

四线：2020-10-21起予四线安罗替尼12mg 1次/天靶向治疗，期间复查胸部CT（病例3图5）：右肺病灶由实性变为空洞，考虑安罗替尼治疗有效。但患者在靶向治疗出现反复咯血，1～2口/天，色鲜红，伴双手及腋下疼痛、乏力，查体可见双手红肿、蜕皮，由于患者不可耐受上述药物不良反应，故于2020-11-24停用安罗替尼。

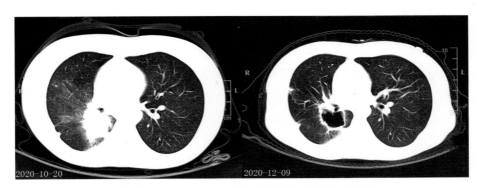

病例3图5　2020-12-09胸部CT示右肺病灶空洞化

2021-01-18复查胸部CT（病例3图6）提示右肺病灶及阻塞性肺炎均较前进展，评估为PD，建议患者行静脉化疗，患者因担心静脉化疗的不良反应而拒绝静脉化疗，故予口服化疗药物［长春瑞滨（诺维本）60mg第1天，第8天，1次/3周］治疗。

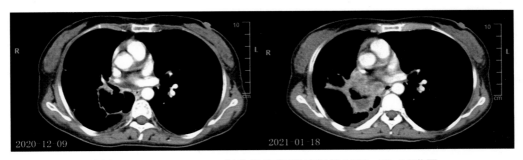

病例3图6　2021-01-18经胸部CT评估病灶较2020-12-09进展

三、病例讨论

1. 患者一线治疗选择 患者初诊为Ⅳ期鳞状非小细胞肺癌，PD-L1 90%+。根据当时的肺鳞癌指南以及药物可及性，标准治疗为含铂双药化疗。在有临床试验适合的前提下，患者知情同意后参加了 KEYNOTE-407 临床试验。如今 KEYNOTE-407 临床试验结果已经出炉，帕博利珠单抗联合化疗组中位 PFS 及 OS 分别为 8 个月及 17.1 个月，超过了单纯化疗组的 5.1 个月及 11.6 个月，且 PFS2 试验组较安慰剂组显著延长。该患者的一线 PFS 为 4.9 个月，在 PD 后通过揭盲发现患者为单纯化疗后，遂交叉进入帕博利珠单抗单药二线治疗。

2. 众所周知，如今的二线免疫检查点抑制剂的适应证是纳武利尤单抗单药治疗。那么对于帕博利珠单抗二线的试验数据我们可以通过一些试验得到参考。在 KEYNOTE-001 研究中，针对初治的和既往接受过治疗的局部晚期非小细胞肺癌患者，进行单药帕博利珠单抗免疫治疗。结果显示，初治患者的中位 OS 为 22.3 个月（95% CI，17.1 ~ 32.3 个月），先前接受过治疗的患者为 10.5 个月。此外，在既往接受过治疗的患者中，PD-L1 TPS ≥ 50% 患者的中位 OS 为 15.4 个月（95% CI，10.6 ~ 18.8 个月），5 年 OS 率为 25.0%；PD-L1 TPS 1% ~ 49% 患者的中位 OS 和 5 年 OS 率分别为 8.5 个月（95% CI，6.0 ~ 12.6 个月）和 12.6%；PD-L1 TPS ≤ 1% 患者的中位 OS 和 5 年 OS 率分别为 8.6 个月（95% CI，5.5 ~ 10.6 个月）和 3.5%[1]。亚组分析结果提示，既往接受过治疗的患者 PD-L1 表达越高，中位 OS 就越长，5 年 OS 率和 ORR 就越高。KEYNOTE-001 的 5 年研究结果显示，帕博利珠单抗为初治/既往接受过治疗的有 PD-L1 表达的非小细胞肺癌患者，提供更佳的 OS 获益。本例患者 PD-L1 TPS 高达 90%，二线单药帕博利珠单抗治疗 PFS 长达 16.6 个月，相较 PD-L1 TPS < 50% 的患者而言，PFS、OS 均明显延长。

3. 该患者免疫治疗 2 个周期后病灶出现明显增大，如何判断患者是否出现假性进展，有哪些临床特征和预测指标能辅助判断"真假"进展？

在本病例中，患者在免疫治疗过程中表现出稳定的临床特征：①与癌症相关的症状或综合征消失；②未发现重要脏器功能衰竭；③与肺癌相关的生物标志物处于稳定甚至下降水平。在此基础上，患者出现了影像与临床、实验室指标不一致的变化，综合上述因素考虑肿瘤为假性进展。

假性进展是指治疗初期出现原有病灶增大或出现新病灶，之后再出现病灶缩小的现象，该类患者通常体感良好、肿瘤相关症状（如乏力、疼痛、食欲缺乏等）稳定或改善。免疫检查点抑制剂从治疗到起效会间隔一定时间，具有延迟效应，且能提高机体对癌细胞的免疫反应，最终淋巴结反应性增生、免疫细胞大量富集等均能导致肿瘤增大，出现所谓的"假性进展"[2-3]。对于不同类型的癌症，假性进展发生概率并不同，在恶性黑色素瘤较为常见，而对于肺癌，发生概率只有 1% ~ 3%。

假性进展与肿瘤复发进展在影像学上很难区分，同时会使得治疗进程受到极大干扰，必要时可以进行多学科会诊，以免贻误治疗时机。目前仍没有明确的假性进展临床评价标准，多数鉴别方法都是基于临床经验，因此在免疫治疗早期进行临床综合评估十分重要（包括临床获益、患者一般情况改善及肿瘤标志物动态变化等）。另外，研究发现：IL-8、ctDNA 的变化水平可以用作判断假性进展的潜在预测标志物[4-5]。这类因子的降低和免疫治疗良好的持久应答具有高度相关性。但是，判断是否为假性进展的金标准仍然是活检明确病理，如果活检组织以免疫细胞（如淋巴细胞）浸润和纤维化为主，而非肿瘤细胞，则从病理学分析提示疾病假性进展。

4. 患者四线安罗替尼靶向治疗后出现病灶空洞化，空洞病灶的出现能否说明安罗替尼靶向治疗效果显著？如何应对安罗替尼导致的不良反应？

安罗替尼是小分子多靶点酪氨酸激酶抑制剂，具有抗肿瘤血管生成和抑制肿瘤生长的作用。研究报道，靶向药物贝伐珠单抗治疗非小细胞肺癌过程中，肺内瘤体可能出现空洞样改变，而安罗替尼治疗有效的患者亦可出现肺内肿瘤病灶的空洞样改变，病灶空洞化可能与血管靶向药物导致瘤体中心性坏死有关。本例患者在应用安罗替尼靶向治疗后出现病灶中心空洞，正是体现了安罗替尼的典型治疗效应。

同时该患者在安罗替尼靶向治疗期间出现相应的药物不良反应。该患者基础是非空腔型肺鳞癌，不良反应之一是在应用安罗替尼之后出现病灶空洞化及不良反应 1 级咯血。血管靶向药物有引起出血的潜在风险，可能与抑制 VEGF 介导的血管内皮修复、肿瘤侵犯血管、中央型肿瘤临近大血管有关。不良反应之二是手足综合征，手足综合征是指手掌、足底感觉迟钝或肢端变红、肿胀疼痛等。该患者出现双上肢及腋下红肿、疼痛、蜕皮，属于 CTCAE 3 级重度皮肤改变。患者在应用安罗替尼后，肿瘤治疗有效，但出现咯血及手足综合征，从药物不良反应及临床安全性角度出发，立即暂停安罗替尼，同时建议手足保湿，避免手掌、足底的机械性损伤和摩擦，避免跳跃、慢跑、接触热水等。

四、病例点评

既往对于晚期肺鳞癌患者，含铂双药化疗是大多数患者的唯一选择，而超过一半的患者在一线含铂双药化疗后的半年内发生肿瘤进展。在免疫检查点抑制剂出现后晚期肺鳞癌的治疗出现了明显的改变。该病例患者参加的 KEYNOTE-407 临床试验的结果改变了整个晚期肺鳞癌的治疗格局。不论患者 PD-L1 的表达如何，对于晚期肺鳞癌患者，化疗联合免疫检查点抑制剂成为了新的一线治疗标准。该病例患者参加了

KEYNOTE-407 临床试验，一线治疗 PFS 为 4.9 个月，经揭盲发现为单纯化疗组，符合既往一线含铂双药化疗的中位 PFS。二线治疗患者按临床试验方案交叉进入帕博利珠单抗单药治疗，治疗期间患者曾出现病灶进展。目前，我们都知道在免疫检查点抑制剂治疗中出现"假性进展"的概念，因此区别于既往的 RECIST 标准，针对于免疫检查点抑制剂治疗患者，有相应的 imRECIST 这一标准来进行相应的评估。在影像学的基础上，要综合考虑到患者的临床获益、患者一般情况改善以及肿瘤标志物动态变化等情况来进行综合评估，当然，二次病理活检评估是最佳标准。

（病例提供：宋伊君　复旦大学附属中山医院）

（点评专家：胡　洁　复旦大学附属中山医院）

参考文献

[1]Garon EB，Hellmann MD，Rizvi NA，et al.Five-year overall survival for patients with advanced non-small-cell lung cancer treated with pembrolizumab：results from the phase I KEYNOTE-001 study[J].Journal of Clinical Oncology，2019，37（28）：2518.

[2]Jia W，Gao Q，Han A，et al.The potential mechanism，recognition and clinical significance of tumor pseudoprogression after immunotherapy[J].Cancer biology & medicine，2019，16（4）：655.

[3] 李旭，张子强 . 肺癌免疫治疗假性进展的临床现状及研究进展 [J]. 中国肿瘤，2019，28（7）：517-522.

[4]Lee JH，Long GV，Menzies AM，et al.Association between circulating tumor DNA and pseudoprogression in patients with metastatic melanoma treated with anti-programmed cell death 1 antibodies[J].JAMA oncology，2018，4（5）：717-721.

[5]Sanmamed MF，Perez-Gracia JL，Schalper KA，et al.Changes in serum interleukin-8（IL-8）levels reflect and predict response to anti-PD-1 treatment in melanoma and non-small-cell lung cancer patients[J].Annals of Oncology，2017，28（8）：1988-1995.

病例4　晚期小细胞肺癌一线免疫治疗

一、病历摘要

（一）病史简介

患者男性，55岁，因"干咳3个月"于2018年2月入院。患者入院前3个月开始出现干咳，咳嗽时伴有左侧胸痛，初始患者未予重视，后门诊完善检查发现双肺多发结节，纵隔多发肿大淋巴结。

患者长期吸烟史600支/年。否认家族肿瘤疾病史。

（二）专科查体

T 36.7℃，P 82次/分，R 20次/分，BP 130/75mmHg。BSA 1.76m²，BMI 23.74，PS 1分，NRS（疼痛）0分。

神清，气平。锁骨上淋巴结未及明显肿大。双肺呼吸音清，未及明显干湿啰音，心律齐。腹软，无压痛。双下肢无明显水肿。

（三）辅助检查

胸腹盆CT示右上肺软组织影，双肺多发结节，考虑转移，纵隔、右肺门多发淋巴结肿大，两肺间质性纤维化，肺气肿。腹盆未见转移病灶（病例4图1）。

脑MRI、骨扫描均未见转移病灶。

气管镜报告：气管与各支气管管腔通畅，黏膜光滑，未见新生物。中央超声探及4R组LN为17.4mm，超声引导下TBNA共3次。

病理结果：（4R组淋巴结TBNA）结合免疫组化结果，为转移性小细胞神经内分泌癌。PD-L1{28-8、SP142}（-）。

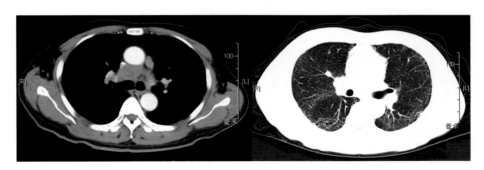

病例4图1　经胸部CT评估疾病基线（2018-02-26）

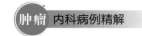

二、诊疗过程

结合上述病史、辅助检查，诊断为右肺小细胞肺癌 cTxN₃M₁ₐ（双肺）Ⅳa 广泛期。

一线治疗：患者明确诊断后入组 IMPOWER 133 临床试验，2018 年 2 月开始接受 4 周期 EC（依托泊苷和顺铂）＋阿特珠单抗 / 安慰剂后予以阿特珠单抗 / 安慰剂单药 1 次 /3 周维持治疗。期间肿瘤评估最佳疗效为 PR（病例 4 图 2）。

4 周期阿特珠单抗 / 安慰剂单药治疗后，患者于 2018 年 8 月随访评估发现脑部新发结节，考虑转移病灶，余肺部病灶及其他全身评估为维持 PR。考虑患者仍能从药物获益，申办方批准后继续该方案单药治疗 1 次 /3 周并密切随访。期间患者脑部病灶进一步增多增大，且出现了头晕症状，脑外病灶维持 PR，经申办方批准后患者当地医院行全脑放疗 30Gy/10Fx 后继续该方案单药 1 次 /3 周治疗（病例 4 图 3）。一线 PFS 达 15.5 个月。

二线治疗：患者 2019-06-10 肿瘤评估考虑 PD（肺部病灶进展，脑部病灶稳定），遂予以 EP 方案二线化疗共计 4 周期，期间评估为 SD。二线 PFS 达 7.5 个月。

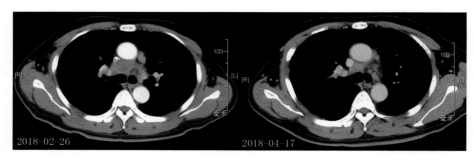

病例4图2 胸部CT评估疾病PR

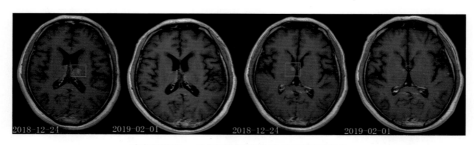

病例4图3 头颅MRI评估放疗后病灶PR

三线治疗：患者 2020 年 1 月当地随访发现脑转移病灶进展，再次予以 EP 方案联合帕博利珠单抗治疗。期间最佳疗效：SD。

后续治疗方案不详，患者于 2021 年 3 月因肿瘤进展去世，总生存期达 3 年。

三、病例讨论

广泛期小细胞肺癌是一种恶性程度很高的肺癌，中位生存期在化疗时代仅仅只有10个月左右[1-2]。患者在明确诊断后参加了IMpower133临床试验，随机分配在了临床药物组，获得了超过一年半的生存期。IMpower133[3]是近年来改变广泛期小细胞肺癌治疗策略的重要研究，一线化疗联合阿特珠单抗组较单纯化疗组中位OS分别为12.3个月及10.3个月，且没有增加患者的不良反应。其中PD-L1 IHC以及血浆TMB的亚组分析显示不论患者生物标志物状态如何，均可从阿特珠单抗的治疗中获益。该患者的血浆TMB为3.4Mut/Mb，PD-L1表达阴性也佐证了临床试验的亚组分析。

患者PD后的选择：患者在治疗过程中出现了脑部局部进展，并逐步增多增大，按照整体病情评估为PD。2018年提出了imRECIST标准[4]也就是疾病进展后继续治疗的概念：患者未出现疾病快速进展，研究者判断患者存在临床获益，患者疾病稳定且药物耐受性良好且同意继续治疗。所以结合患者的情况我们向申办方申请予以患者继续用药，并密切随访。在发现脑部病灶逐步增多增大且出现脑转移症状后根据广泛期小细胞肺癌的治疗原则[5-6]，予以了全脑的放射治疗，从而让患者获得了更长的PFS。

四、病例点评

小细胞肺癌是一种恶性程度很高的肺部肿瘤，而且近几十年来治疗方案没有进展，广泛期小细胞肺癌的中位生存期更是仅仅一年都不到。该病例患者参加了改变广泛期小细胞肺癌治疗格局的IMpower133临床试验，并在揭盲后发现分配到了试验药物组，拥有了长达3年的生存期。这也提醒了我们，在对肿瘤患者诊疗的时候，我们除了按照指南的方案治疗还要想到临床试验的可能。参加新药研究，可以使患者最早受益于这些新药的治疗，而对于复发难治的患者来讲，临床试验新药更是首选治疗。

当然，该病例的治疗过程并不是一帆风顺的，在用药期间患者出现了脑的局部进展。遵循着imRECIST标准及小细胞肺癌出现脑转移后可加用放疗的治疗原则，该患者没有因为脑的局部进展出组试验，而是在继续免疫检查点抑制剂应用的基础上予以了脑的局部放疗，从而获得了共计15.5个月的PFS。这也充分体现了综合治疗包括放疗、化疗及免疫治疗结合的重要性。

（病例提供：丁　宁　复旦大学附属中山医院）

（点评专家：胡　洁　复旦大学附属中山医院）

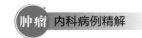

参考文献

[1]Tara S，Denlinger CS，Armenian S，et al.NCCN SCLC guidelines，2019，V2[J].J Natl Compr Canc Netw，2019，17（7）：784-794.

[2] 中国临床肿瘤学会指南工作委员会组织编写.中国临床肿瘤学会（CSCO）原发性肺癌诊疗指南（2018 版）[M].北京：人民卫生出版社，2018.

[3]Horn L，Mansfield AS，Szczesna A，et al.First-Line Atezolizumab plus Chemotherapy in Extensive-Stage Small-Cell Lung Cancer[J].N Engl J Med，2018，379（23）：2220-2229.

[4]Hodi FS，Ballinger M，Lyons B，et al.Immune-Modified Response Evaluation Criteria In Solid Tumors（imRECIST）：Refining Guidelines to Assess the Clinical Benefit of Cancer Immunotherapy[J].Journal of Clinical Oncology，2018，36（9）：850-858.

[5]Postmus PE，Haaxma-Reiche H，Gregor A，et al.Brain-only metastases of small cell lung cancer;efficacy of whole brain radiotherapy.An EORTC phase II study.[J].Radiother Oncol，1998，46（1）：29-32.

[6] 石远凯，孙燕，于金明，等.中国肺癌脑转移诊治专家共识（2017 年版）[J].中国肺癌杂志，2017，20（11）：1-12.

病例5 晚期肺腺癌二线免疫治疗

一、病历摘要

（一）病史简介

患者男性，66 岁，因"胸闷不适 1 个月"于 2018 年 7 月入院。患者入院 1 个月前出现胸骨后闷胀感，无明显咳嗽咳痰咯血气急，门诊行胸部 CT 示右肺上叶空洞性病变伴周围亚实性结节和肺门淋巴结肿大。患者长期吸烟史 800 支 / 年，否认家族肿瘤疾病史。

（二）专科查体

T 36.7℃，P 75 次 / 分，R 20 次 / 分，BP 133/72mmHg。BSA 1.67m²，BMI 23.71，PS 1 分，NRS（疼痛）0 分。

神清，气平。锁骨上淋巴结未及明显肿大。双肺呼吸音清，右肺呼吸音偏低，未及明显干湿啰音，心律齐。腹软，无压痛。双下肢无明显水肿。

（三）辅助检查

胸腹盆 CT 示右上肺空洞性病变伴周围亚实性结节，肺门淋巴结肿大；右侧输尿管中上段结石伴其上方尿路积水，肝脏及双肾囊肿，前列腺增生伴钙化（病例5图1）。

脑 MRI 及骨扫描均未见肿瘤转移。

气管镜报告：气管及左右侧支气管管腔通畅，黏膜光滑，未见新生物。外周超声结合透视下于右肺上叶尖段病灶中央处行经支气管镜肺活检术（TBLB）并刷检。

病理结果：（右肺上叶尖段）低分化癌，结合免疫组化为低分化腺癌伴神经内分泌分化。

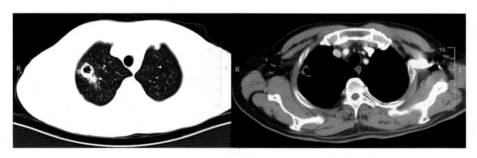

病例5图1　2018-07-06经胸部CT评估疾病基线

二、诊疗过程

结合病史、体征及实验室病理检查，明确诊断为右肺腺癌 $cT_{1c}N_1M_0$ Ⅱ b 期（PS 0 分）。

手术治疗：患者明确诊断后至胸外科行胸腔镜下右上肺癌根治术，术后病理示低分化腺癌，分化Ⅲ级，实体型生长为主，癌组织累及脏层胸膜；支气管旁淋巴结可见一枚癌转移，2组、4组、7组、10组淋巴结未见转移。免疫组化及基因检测示 PD-L1（28-8）80%+，PD-L1（SP142）100%+，KRAS 第 2 外显子第 12 密码子突变。术后病理分期为右肺腺癌 $pT_2N_1M_0$ Ⅱ B 期，KRAS 突变，PD-L1 阳性，PS 0 分。

术后辅助治疗：患者术后于 2018 年 9 月至 2018 年 12 月接受 4 次培美曲塞联合顺铂方案辅助化疗。

一线治疗：患者术后定期随访，2019 年 6 月胸腹部 CT 发现两肺多发结节，考虑肿瘤转移，右肾上腺转移，腹膜后多发淋巴结转移。重新分期为 $rpT_4N_1M_{1c}$（肺、肾上腺、腹膜后 LN）Ⅳ b 期，PS 1 分。于 2019 年 7 ～ 9 月予以培美曲塞＋卡铂＋贝伐珠单抗共 4 周期治疗，后予以培美曲塞＋贝伐珠单抗维持治疗 2 周期。期间患者肿瘤评估为 SD，有化疗后骨髓抑制、恶心、呕吐、乏力等不良反应，2～3级。因不良反应不能耐受，患者拒绝再行维持治疗（病例5图2）。

二线治疗：患者门诊定期随访，2020年3月再次PD（双肺转移结节灶明显增大）。排除PD-1单抗应用禁忌后患者于2020-03-10开始予以纳武利尤单抗180mg（3mg/kg）1次/2周应用至今共计32周期，肿瘤评估为维持PR。期间患者未出现相关不良反应，PS 0分（病例5图3）。

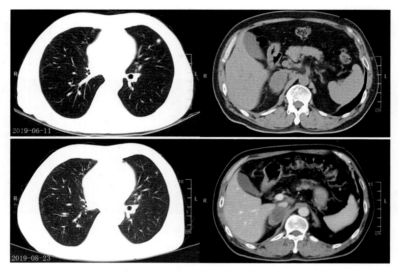

病例5图2　胸腹部CT评估病情SD

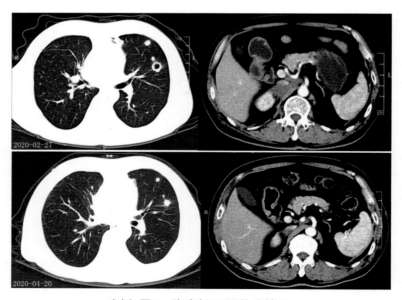

病例5图3　胸腹部CT评估病情PR

三、病例讨论

这是一例按照非小细胞肺癌指南标准治疗的病例。初始进行了肺癌根治手术及术后辅助治疗，随访发现肿瘤复发后进行了培美曲塞加铂联合贝伐珠单抗抗血管治疗以及之后的培美曲塞＋贝伐珠单抗抗血管治疗的维持，因为患者的不良反应不能耐受遂停止治疗，定期随访。在患者肿瘤进展进入二线治疗的时候，根据 CheckMate-078 的结果，纳武利尤单抗于 2018 年获批了我国的非小细胞肺癌二线单药适应证，成为我国第一个可及的免疫检查点抑制剂[1]。试验结果可见中国组患者纳武利尤单抗单药组及多西他赛单药组中位 OS 分别为 11.9 个月及 9.5 个月。根据该试验结果，患者选择了纳武利尤单抗单药治疗。目前 PFS 已达 15 个月且仍在继续，而且不良反应耐受良好。

随着更多的免疫检查点抑制剂的研发以及更多该类药物适应证的开发，对于这个患者如果放在现在，他的治疗应该会有相应的调整。该患者作为 PD-L1 强阳性、KRAS 突变的 Ⅱ B 期肺腺癌，根据最新的 IMpower010 结果[2]，对于标准术后辅助化疗的 PD-L1 阳性患者予以 16 个周期的阿替利珠单抗即可显著降低肺癌的复发风险。又或者患者在肺癌复发后，根据 KEYNOTE-042 临床试验[3]结果可考虑选择免疫检查点抑制剂单药治疗，可避免化疗带来的不良反应，获得更好的生活质量。

所以，通过对这个患者的复盘，首先更明确了按照指南对患者治疗管理的意义；其次，目前的肿瘤治疗指南更新很快，新的药物以及新的适应证日新月异，对我们临床一线医生的要求更高，既要保持持续的学习，也要定期对老病例进行复习回顾，这样可以帮助我们对真实世界患者治疗的体会更深。

四、病例点评

该病例患者的治疗过程遵循了指南的标准治疗，从一开始的手术根治，到术后的化疗辅助，到复发后的化疗联合抗血管一线治疗，再到目前的免疫检查点抑制剂的二线单药治疗，目前通过这一系列的治疗取得了超过 3 年的生存期，并将继续延续下去。那么，以发展的眼光看问题，我们可以看到随着目前免疫检查点抑制剂的适应证的开发，以及更多的靶向药物的研发，野生型非小细胞肺癌患者的治疗选择也越来越多。术后辅助免疫检查点抑制剂的提前干预，术后复发治疗免疫检查点抑制剂的一线应用对于该类患者来说都会是很好的应用选择。总体来说，在有适应证的前提下，对于 PD-L1 强阳性的患者来说，免疫检查点抑制剂的应用越早可能会让患者的获益更早、更多。作为临床医师，我们要时刻保持前沿的眼光，为患者制订更优的治疗方案。

（病例提供：丁　宁　复旦大学附属中山医院）

（点评专家：胡　洁　复旦大学附属中山医院）

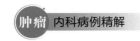

参考文献

[1]Wu YL，Lu Shun，Cheng Ying，et al.Nivolumab Versus Docetaxel in a Predominantly Chinese Patient Population With Previously Treated Advanced NSCLC：CheckMate 078 Randomized Phase Ⅲ Clinical Trial[J].J Thorac Oncol，2019，14（5）：867-875.

[2]Wakelee HA，Altorki NK，Zhou Caicun，et al.IMpower010：Primary results of a phase Ⅲ global study of atezolizumab versus best supportive care after adjuvant chemotherapy in resected stage ⅠB-ⅢA non-small cell lung cancer（NSCLC）[J].J Clin Oncol，2021，39（suppl 15）：8500.

[3]Reck M，Rodriguez-Abreu D，Robinson AG，et al.Pembrolizumab versus Chemotherapy for PD-L1-Positive Non-Small-Cell Lung Cancer[J].N Engl J Med，2016，375（19）：1823-1833.

病例6　EGFR突变非小细胞肺癌脑转移

一、病历摘要

（一）病史简介

患者女性，61岁，主诉"对答障碍半个月，发现头颅占位5天"。

2020-03-10患者无明显诱因下出现对答不切题，无肢体活动障碍，无意识障碍，无头痛头晕，无恶心、呕吐。

2020-03-20当地医院行头颅CT平扫：双侧额叶、顶叶多发低密度灶伴周围大片水肿，颅骨多发斑片状低密度灶；胸部CT平扫：右肺下叶背段结节灶。

2020-03-24我院就诊，完善头颅平扫+增强MRI：脑内多发占位，转移可能大（病例6图1）。

（二）专科查体

T 36.3℃，P 96次/分，R 20次/分，BP 130/68mmHg。BSA 1.78m²，BMI 27.48，PS 1分，NRS 0分。

神志清，精神可，定向可，对答不切题。浅表淋巴结未触及肿大，头颅无畸形，眼球无突出，瞳孔等大等圆，对光反射灵敏。颈软，气管居中，心肺腹查体均（-）。四肢肌力Ⅴ级，活动自如，脑膜刺激征（-），锥体束病理反射（-）。

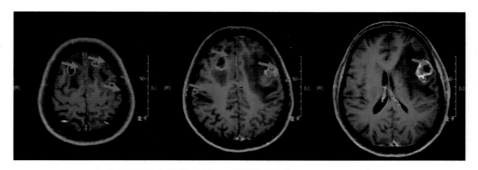

病例6图1 头颅平扫＋增强MRI（2020-03-24）

两侧大脑半球见多发结节状异常信号，增强后呈现环形强化为主，周围水肿带较明显，右侧侧脑室轻度受压变扁，中线结构轻度右移动。

（三）辅助检查

肿瘤标志物：CA199 105U/ml，CA125 39.1U/ml。

血常规、肝肾功能、电解质、凝血功能等基本正常。

二、诊疗过程

2020-03-25 PET-CT：右肺下叶背段恶性肿瘤侵犯毗邻斜裂胸膜，右肺门及纵隔淋巴结转移，肝脏多发转移，左侧肾上腺转移，多发脑转移，第7胸椎左侧横突及左侧肩胛骨转移（病例6图2）。

2020-03-26行肺穿刺活检术，术后病理：低分化腺癌；突变扩增系统（amplification refractory mutation system，ARMS）基因检测：表皮生长因子受体（epidermal growth factor receptor，EGFR）基因第19外显子存在缺失突变。

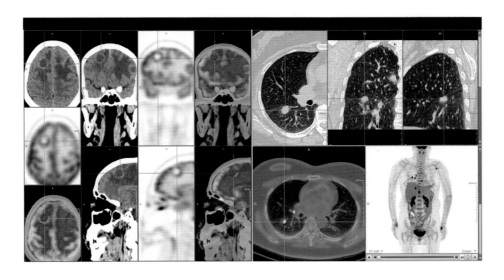

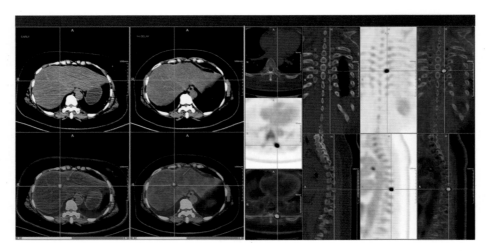

病例6图2　PET-CT（2020-03-25）

结合患者病史、体征、实验室和影像学检查结果，参考穿刺病理和基因检测结果，临床诊断为：右肺恶性肿瘤，$cT_1N_2M_1$ Ⅳ期（腺癌）EGFR 第 19 外显子缺失。

2020-04-01 起予姑息一线表皮生长因子受体酪氨酸激酶抑制剂（epidermal growth factor receptor-tyrosine kinase inhibitor，EGFR-TKI）联合贝伐珠单抗靶向治疗：吉非替尼 250mg 1 次 / 日口服联合贝伐珠单抗 300mg 1 次 /2 周 静脉滴注靶向治疗，辅以唑来膦酸护骨治疗；同时行头颅调强放疗（intensity modulated radiation therapy，IMRT）5000cGy/20F，放疗期间予以甘露醇联合地塞米松脱水降颅压，过程顺利。

2020-06-03 疗效评估：部分缓解（partial response，PR）（病例 6 图 3），同时患者对答障碍好转。

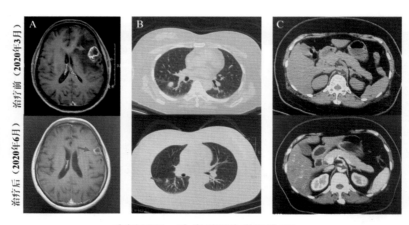

病例6图3　治疗后影像学评估PR

A：头颅平扫＋增强 MRI：治疗后脑内转移较前好转；B：胸部 CT：治疗后右肺病灶较前缩小；C：腹腔 CT：治疗后左肾上腺转移灶较前缩小。

三、病例讨论

1. 该患者为 EGFR 驱动基因阳性肺癌脑转移患者，一线 TKI 治疗如何选择？

在 Ⅲ 期 FLAURA 临床试验中，接受三代 TKI（奥希替尼）与一代 TKI 治疗（吉非替尼或厄洛替尼）患者的无进展生存期（progression-free survival，PFS）分别为 18.9 个月 vs 10.2 个月。其中对于中枢神经系统转移的亚组分析提示，奥希替尼的效果优于一代 TKI 靶向药物，PFS 分为为 15.2 个月 vs 9.6 个月[1]。因此三代 TKI 奥希替尼在脑转移方面展现了强大的控制能力，是目前 EGFR 突变非小细胞肺癌（non-small cell lung cancer，NSCLC）脑转移患者的一线标准治疗方案。比较遗憾的是该患者由于医保受限，在一线治疗方面退而求其次，选择一代 TKI，但令人欣慰的是治疗后患者的病情依然得到了很好的控制。

2. 对于肺癌脑转移患者，EGFR-TKI 联合抗血管生成药物疗效能否 1＋1＞2？

临床前研究表明：EGFR 和血管内皮生长因子（vascular endothelial growth factor，VEGF）信号通路存在相互作用，同时阻断 EGFR 和 VEGF/VEGFR 通路具有协同抗肿瘤作用。NEJ026[2] 和 CTONG1509[3] 临床研究也表明 "A（Avastin，A）＋T（TKI，T）" 治疗模式可延长患者的 PFS，对于基线脑转移患者也同样获益显著。由上海肺科医院周彩存教授牵头的一项真实临床研究，探索 "A＋T" 模式治疗 EGFR 突变晚期 NSCLC 合并多发脑转移患者（转移灶数目＞3 个）的疗效和安全性。结果表明：贝伐珠单抗联合 EGFR-TKI 治疗较 EGFR-TKI 单药治疗获得更好的颅内客观缓解率（objective response rate，ORR）（66.1% vs 41.6%，$P = 0.001$）、更长的颅内 PFS（intracranial PFS，iPFS）（14.0 vs 8.2 个月，$P < 0.001$）以及更高的总生存期（overall survival，OS）（29.6 vs 21.7 个月，$P < 0.001$）[4]。此外 2020 年发表在《美国医学会杂志肿瘤学》（JAMA Oncology）上的一项奥希替尼联合贝伐珠单抗一线治疗 EGFR 突变 NSCLC 1/2 期临床试验，其中纳入了 15 例脑转移患者，有 6 例患者具有可测量颅内病灶。结果表明所有的患者均获得了颅内病灶的 PR，颅内缓解率达到 100%（2 例完全缓解，4 例部分缓解）[5]。结合上述研究结果，为了进一步提高患者颅内病灶的控制率及全身的 PFS、OS，选择在一代 TKI 治疗的基础上联合贝伐珠单抗治疗，也的确看到了该治疗策略给患者带来了较好的临床获益。

3. EGFR 驱动基因阳性肺癌脑转移患者放疗结合 TKI 的最佳时机？

首先 EGFR-TKI 联合放疗的治疗模式具有一定的理论基础：① EGFR-TKI 作为小分子靶向药物，具有较强的血脑屏障通透性，能一定程度上保证颅内药物浓度；②头颅放疗可破坏血脑屏障，增加血脑屏障的通透性，利于药物进入颅内发挥作用；③EGFR-TKI 具有放疗增敏作用；因此两者联合使用可达到协同抗肿瘤的作用。此外，目前

多项临床研究也尝试探讨放疗联合 EGFR-TKI 的协同效果以及放疗介入时机的问题。《临床肿瘤学杂志》（journal of clinical oncology，JCO）发表了目前最大样本量的回顾性研究，将 351 例 EGFR 突变 NSCLC 脑转移患者分为 3 个治疗组：A 组先立体定向放射外科（stereotactic radiosurgery，SRS）后 EGFR-TKI 治疗；B 组先全脑放射治疗（whole-brain radiotherapy，WBRT）后 EGFR-TKI 治疗；C 组先 EGFR-TKI 治疗后 WBRT 或 SRS 治疗。结果显示：3 组的中位 OS 分别为 46 个月、30 个月和 25 个月（$P < 0.001$）[6]。另一项对 104 例伴有脑转移的 EGFR 突变 NSCLC 患者进行了回顾性研究。该研究比较了同时使用一代 EGFR-TKI 和 WBRT 与单独使用 EGFR-TKI 的情况。结果发现，与单独使用 EGFR-TKI 相比，同时使用 EGFR-TKI 和 WBRT 可显著改善的中位 iPFS（17.7 个月 vs 11.0 个月），然而，两组患者的中位 OS 无显著差异（28.1 个月 vs 24.0 个月，$P = 0.756$）。进一步通过脑转移数量进行亚组分析发现，两组脑转移数量 3 个或更少患者的中位 iPFS 没有显著差异（$P = 0.526$），但脑转移数量 > 3 个的患者 iPFS 有所改善（$P = 0.001$）。该研究表明在伴有脑转移的晚期 EGFR 突变 NSCLC 患者中，同时使用 EGFR-TKI 和 WBRT 比单独使用 EGFR-TKI 获得更长的 iPFS。对于晚期 EGFR 突变的 NSCLC 伴 3 个或 3 个以下脑转移，单独使用 EGFR-TKI 可能是一线治疗的一种选择[7]。一项对 132 例无症状脑转移的 EGFR 突变 NSCLC 患者的回顾性研究显示，先行脑放疗组较先行一代 EGFR-TKI 治疗组中位 OS 有所改善（24.9 个月 vs 17.4 个月，$P = 0.035$）[8]。因此多项回顾性研究表明放疗联合 EGFR-TKI 治疗模式安全可行，且放疗介入的时间越早，患者获益可能越大。虽然回顾性研究可能存在一定的偏倚，但也给我们带来了一些启示，当然未来仍期待前瞻性大型临床研究进行进一步的探索分析。

四、病例点评

大约 20% 的 NSCLC 患者在诊断时出现中枢系统转移，25% ~ 50% 的患者在病程中会发生脑转移[9]。其中，EGFR 突变的 NSCLC 患者脑转移的发生率高于 EGFR 野生型（分别为 70% 和 38%）[10]。脑转移患者预后差，生活质量显著下降，自然平均生存时间仅 1 ~ 2 个月。目前，脑转移的治疗模式包括全身治疗如化疗、靶向、免疫治疗，联合脑转移局部治疗如外科手术、放射治疗等；治疗目标为改善患者的症状，提高生活质量，延长患者的生存期。

该病例是一例初治 EGFR 驱动基因阳性伴脑转移的 NSCLC 患者。对于该类患者来说，EGFR-TKI 相比化疗显示出较高的颅内肿瘤应答率，为 60% ~ 100%[9]。尤其是三代 TKI 奥希替尼在脑转移方面展现了强大的控制能力。既往头颅放疗是肺癌脑转移的一线标准治疗。在 TKI 的基础上联合放疗可能有更好的颅内 PFS 和 OS。但放疗介入的时间一直存在着争议，仍需更多的数据来阐明。

虽然 EGFR-TKI 在肺癌脑转移治疗方面带来了革命性的变化，但是不管一代、二代还是三代 TKI，在治疗过程中均会出现肿瘤耐药进展，联合治疗或成为延长耐药的重要手段。基础研究表明同时阻断 EGFR、VEGF/VEGFR 通路具有协同抗肿瘤作用。而临床研究如 NEJ026、CTONG1509 进一步为"A＋T"的治疗模式提供了依据。此外，抗血管生成药物贝伐珠单抗可促进脑转移灶血管正常化，降低血管内皮通透性，从而减轻脑水肿反应。临床实践也证实贝伐珠单抗治疗可缓解放射性脑水肿。

未来，对于脑转移局部治疗的介入时机，A＋T 优势人群的筛选均是需要深入研究的方向。

（病例提供：吴　菁　复旦大学附属中山医院）

（点评专家：李　倩　复旦大学附属中山医院）

参考文献

[1]Soria JC，Ohe Y，Vansteenkiste J，et al.Osimertinib in Untreated EGFR-Mutated Advanced Non-Small-Cell Lung Cancer[J].N Engl J Med，2018，378（2）：113-125.

[2]Saito H，Fukuhara T，Furuya N，et al.Erlotinib plus bevacizumab versus erlotinib alone in patients with EGFR-positive advanced non-squamous non-small-cell lung cancer（NEJ026）：interim analysis of an open-label，randomised，multicentre，phase 3 trial[J].Lancet Oncol，2019，20（5）：625-635.

[3]Zhou Q，Wu YL，Cheng Y，et al.CTONG 1509：Phase 3 study of bevacizumab with or without erlotinib in untreated Chinese patients with advanced EGFR-mutated NSCLC[J].Annals of Oncology，2019，30（5）：603.

[4]Jiang T，Zhang Y，Li X，et al.EGFR-TKIs plus bevacizumab demonstrated survival benefit than EGFR-TKIs alone in patients with EGFR-mutant NSCLC and multiple brain metastases[J].Eur J Cancer，2019，121：98-108.

[5]Yu HA，Schoenfeld AJ，Makhnin A，et al.Effect of Osimertinib and Bevacizumab on Progression-Free Survival for Patients with Metastatic EGFR-Mutant Lung Cancers：A Phase 1/2 Single-Group Open-Label Trial[J].JAMA Oncol，2020，6（7）：1048-1054.

[6]Magnuson WJ，Lester-Coll NH，Wu AJ，et al.Management of Brain Metastases in Tyrosine Kinase Inhibitor-Naive Epidermal Growth Factor Receptor-Mutant Non-Small-Cell Lung Cancer：A Retrospective Multi-Institutional Analysis[J].J Clin Oncol，2017，35（10）：1070-1077.

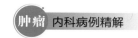

[7]He ZY，Li MF，Lin JH，et al.Comparing the efficacy of concurrent EGFR-TKI and whole-brain radiotherapy vs EGFR-TKI alone as a first-line therapy for advanced EGFR-mutated non-small-cell lung cancer with brain metastases：a retrospective cohort study[J]. Cancer Manag Res，2019，11：2129-2138.

[8]Wang W，Song Z，Zhang Y.Efficacy of brain radiotherapy plus EGFR-TKI for EGFR-mutated non-small cell lung cancer patients who develop brain metastasis[J].Arch Med Sci，2018，14（6）：1298-307.

[9]Jablonska PA，Bosch-Barrera J，Serrano D，et al.Challenges and Novel Opportunities of Radiation Therapy for Brain Metastases in Non-Small Cell Lung Cancer[J].Cancers（Basel），2021，13（9）：2141.

[10]Ge M，Zhuang Y，Zhou X，et al.High probability and frequency of EGFR mutations in non-small cell lung cancer with brain metastases[J].Neuro-Oncol，2017，135：413-418.

病例7　HER2阳性乳腺癌的治疗

一、病历摘要

（一）病史简介

患者女性，55岁。主诉：乳腺癌术后8个月，发现胸壁复发。

2018-04-08行"右乳全乳切除术＋右腋窝前哨淋巴结活检＋（右侧）乳房假体置入术"，术后病理：2.4cm×2cm×1.5cm，浸润性癌，淋巴结0/9，免疫组化：ER（－），PR（－），Ki-67（60%阳性），HER2（3+），术后诊断：乳腺癌（HRE2阳性型，$pT_2N_0M_0$，ⅡB期）。术后行辅助化疗：表柔比星联合环磷酰胺4周期序贯紫杉醇联合曲妥珠单抗4周期序贯曲妥珠单抗用满一年（EC×4序贯TH×4-H用满一年）。

2018年12月发现有胸部肿物。

2019-01-07胸部CT提示：右乳MT术后改变，两肺多发结节，考虑转移，右侧胸壁结节（病例7图1），腹部B超未见异常。

月经史：月经规律，13岁月经初潮，经期4～7天，周期28～30天，2016年10月已绝经。

家族史：否认恶性肿瘤家族史。

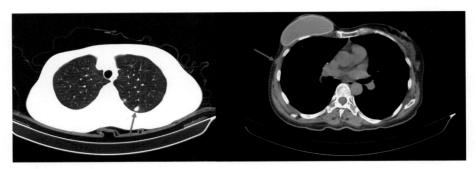

病例7图1　胸部CT（2019-01-07）

（二）专科查体

T 36.5℃，P 80 次 / 分，R 20 次 / 分，BP 120/66mmHg。BMI 19.7，BSA 1.6m²，PS 1 分，NRS（疼痛）0 分。

面容正常，双乳皮肤未见破溃，双乳不对称，右乳较大，右乳中部可见 6cm 手术瘢痕，右侧胸壁触及直径 1cm 肿物，右侧腋窝触及肿大淋巴结，胸部未闻及杂音。腹平软，肝脾未及，全腹无明显压痛、反跳痛及肌紧张，Murphy 征阴性，移动性浊音阴性。

（三）辅助检查

2019-01-05 血常规提示：血红蛋白 109g/L，血小板 172×10⁹/L，白细胞 5.46×10⁹/L，中性粒细胞百分比 73%。

肝功能、肾功能、凝血功能、电解质、粪常规等基本正常。

心电图、心脏彩超正常。

二、诊疗过程

2019-01-07 行右胸壁肿物切除术＋右侧腋窝淋巴结清扫术。术后病理：浸润性导管癌，ER（－），PR（－），HER2（3+），Ki-67（30% 阳性），腋窝淋巴结 6/12。

结合上述现病史、体征和实验室检查，临床诊断考虑为：乳腺癌（rpT₂N₂M₁，Ⅳ期，肺、胸壁转移，浸润性导管癌，HER2 阳性型）。

2019 年 1 月至 2020 年 6 月姑息二线吡咯替尼 400mg 1 次 / 日＋卡培他滨治疗 1.5g 2 次 / 日第 1 ~ 第 14 天，1 次 /3 周。

药品不良事件（adverse event，AE）：G1 手足综合征、G2 腹泻。

治疗效果：当地医院多次评估病情稳定（stable disease，SD），2020 年 6 月我院复查新增肝转移，肺部病灶进展，无进展生存期（progression free survival，PFS）16 个月。

三、病例讨论

人类表皮生长因子受体 2（human epidermal growth factor receptor 2，HER2）阳性乳腺癌的预后较差，早期容易发生复发转移，基于临床特点和生物学行为有特殊表现，治疗模式也与其他类型的乳腺癌有区别[1]。该患者术后辅助治疗采用 EC-TH 方案治疗，仍在短期内出现复发转移，对于这名患者，是否需要采用新辅助治疗，辅助化疗方案的强度是否需进一步商榷？

大量研究证实，通过新辅助治疗获得病理完全缓解（pathologic complete response，pCR）的患者较未 pCR 患者预后更好，CTNeoBC 荟萃分析显示，HER2 阳性患者对新辅助治疗更为敏感，可获得更高的 pCR 率[2]。NOAH 研究证实，在化疗基础上增加曲妥珠单抗的新辅助治疗可以显著提高 HER2 阳性乳腺癌的 pCR 率并能显著改善预后[3]。对于 HER2 阳性乳腺癌患者，2022 版中国临床肿瘤学会（chinese society of clinical oncology，CSCO）指南推荐肿瘤直径大于 2cm 的患者优先行曲妥珠单抗联合化疗的新辅助治疗方案。Neosphere 研究显示，在多西他赛与曲妥珠单抗联合应用的标准辅助化疗中加入帕妥珠单抗，患者可获得更高的 pCR 率，双靶较标准多西他赛＋曲妥珠单抗提高了 16.8% 的乳房病理完全缓解率（breast pathologic complete response，bpCR）[4]。随着双靶向时代的到来，在新辅助治疗阶段凡是符合单靶治疗的患者都可以考虑双靶向治疗。该患者肿瘤直径 2.4cm，病理提示 HER2 阳性，根据目前的研究及指南而言，选择双靶联合化疗行新辅助化疗似乎是更优选择，可能会对患者有 DFS 的获益。对于 HER2 阳性乳腺癌辅助治疗，APHINITY 研究随访 45 个月初步分析显示帕妥珠单抗曲妥珠单抗双靶治疗可以显著改善无侵袭性疾病生存期（invasive disease free survival，IDFS）[5]，考虑患者体力评分较好，无心脏基础疾病，术后辅助双靶治疗似乎更优于单靶，但考虑帕妥珠单抗 2019 年 3 月在我国上市，因此该患者术后采用 EC-TH 方案治疗也为标准治疗方案。

对于该患者而言是否需要再次活检明确病理及基因型？对于复发转移乳腺癌患者，美国国立综合癌症网络（National Comprehensive Cancer Network，NCCN）指南推荐首次复发的患者再次行活检，美国临床肿瘤学会（American Society of Clinical Oncology，ASCO）、欧洲肿瘤内科学会（European Society of Medical Oncology，ESMO）指南同样推荐再次行活检明确病理及分子分型。有研究发现，对于 ER、PR 和 HER2，分别有 32.4%、40.7% 和 14.5% 的患者的原发肿瘤和复发灶之间发生变化[6]。因此，该患者出现复发转移时，需要再次对复发灶进行活检。

对于这样一位标准一线治疗后出现进展的 HER2 阳性患者，二线治疗应该如何选择呢？常用抗 HER2 药物包括大分子药物曲妥珠单抗、帕妥珠单抗，小分子 TKI 药物拉帕

替尼、来那替尼、吡咯替尼及抗体药物耦联物恩美曲妥珠单克隆抗体（Ado-trastuzumab Emtansine，T-DM1）等。临床研究提示，抗 HER2 辅助治疗结束小于 12 个月出现疾病复发的患者可考虑 T-DM1[7] 或者吡咯替尼联合卡培他滨[8] 方案治疗，而药物受限患者可考虑给予曲妥珠单抗跨线治疗[9]。拉帕替尼＋卡培他滨方案有 PFS 获益而无 OS 获益[10]，且吡咯替尼＋卡培他滨及 T-DM1 均优于该方案，故此方案不作首选。因此，对于该名患者，二线治疗我们选择吡咯替尼联合卡培他滨方案治疗，该治疗策略也为患者带来了较好的临床获益，PFS 达 17 个月。

四、病例点评

20% ~ 30% 的乳腺癌患者中存在 HER2 过表达，HER2 阳性的乳腺癌侵袭性强、对传统化疗不敏感，整体预后较差。抗 HER2 药物的出现显著改善了 HER2 阳性乳腺癌患者的治疗及预后，抗 HER 治疗已成为 HER2 阳性乳腺癌患者的主要治疗方式，贯穿在新辅助、辅助和晚期治疗的所有环节。

该病例经过标准的手术及 EC-TH 方案治疗后，短期内出现复发转移，目前肿瘤负荷不大，二线治疗应该如何选择？目前，在乳腺癌靶向治疗中，应用最广泛的是针对 HER2 家族的靶向药物。曲妥珠单抗的问世，极大改善了 HER2 阳性乳腺癌患者的预后，同时也带来乳腺癌治疗模式的改变。对于 HER2 阳性晚期乳腺癌，曲妥珠单抗＋帕妥珠单抗联合多西他赛已成为标准一线治疗。对于中国患者而言，PHENIX 研究证实，一线治疗进展以后，吡咯替尼联合卡培他滨可作为二线治疗的优选；基于 EMILIA 研究，T-DM1 可作为 HER2 阳性乳腺癌二线及以后治疗的标准方案。然而既往对于曲妥珠单抗、帕妥珠单抗和 T-DM1 治疗失败的 HER2 阳性晚期乳腺癌，没有标准的治疗手段，DESTINY-Breast01 结果显示，trastuzumab-deruxtecan（DS-8201）疗效显著，对于上述药物耐药的患者目前已成为新的治疗选择。

针对乳腺癌，在现有的指南和共识中还有许多其他的治疗方法，而真正的临床实践并不像书本上的"排兵布阵"那样简单。在越来越重视精准治疗的时代，如何对 HER2 阳性乳腺癌进行精准的治疗是每个临床医学工作者需要认真思考的问题。

（病例提供：张　琪　复旦大学附属中山医院）

（点评专家：李　倩　复旦大学附属中山医院）

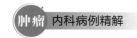

参考文献

[1]Dawood S，Broglio K，Buzdar AU，et al.Prognosis of women with metastatic breast cancer by HER2 status and trastuzumab Treatment：an institutional-based review[J].J Clin Oncol，2010，28（1）：92-98.

[2]Cortazar P，Zhang L，Untch M，et al.Pathological complete response and long-term.clinical benefit in breast cancer：the CTNeoBC pooled analysis.Lancet，2014，384（9938）：164-172.doi：10.1016/S0140-6736（13）62422-8.Epub 2014 Feb 14.Erratum in：Lancet.2019 Mar 9；393（10175）：986.

[3]Gianni L，Eiermann W，Semiglazov V，et al.Neoadjuvant chemotherapy with trastuzumab.followed by adjuvant trastuzumab versus neoadjuvant chemotherapy alone，in patients with HER2-positive locally advanced breast cancer（the NOAH trial）：a randomised controlled superiority trial with a parallel HER2-negative cohort.Lancet，2010，375（9712）：377-384.

[4]Gianni L，Pienkowski T，Im YH，et al.Efficacy and safety of neoadjuvant pertuzumab and trastuzumab in women with locally advanced，inflammatory，or early HER2-positive breast cancer（NeoSphere）：a randomised multicentre，open-label，phase 2 trial.Lancet Oncol，2012，13（1）：25-32.

[5]Piccart M，Procter M，Fumagalli D，et al.Adjuvant Pertuzumab and Trastuzumab in Early.HER2-Positive Breast Cancer in the APHINITY Trial：6 Years' Follow-Up[J].J Clin Oncol，2021，JCO2001204.

[6]Lindström LS，Karlsson E，Wilking MM，et al.Clinically used breast cancer markers such as estrogen receptor，progesterone receptor，and human epidermal growth factor receptor 2 are unstable throughout tumor progression[J].J Clin Oncol，2012，30（21）：2601-2608.

[7]Xu B，Yan M，Ma F，et al.PHOEBE Investigators.Pyrotinib plus capecitabine versus lapatinib plus capecitabine for the treatment of HER2-positive metastatic breast cancer（PHOEBE）：a multicentre，open-label，randomised，controlled，phase 3 trial[J].Lancet Oncol，2021，22（3）：351-360.

[8]Min Yan，Li Bian，Xichun Hu，et al.Pyrotinib plus capecitabine for human epidermal growth factor receptor 2-positive metastatic breast cancer after trastuzumab and taxanes（PHENIX）：a randomized，double-blind，placebo-controlled phase 3 studyTransl Breast Cancer Res，2020，1：13.

[9] 中国抗癌协会乳腺癌专业委员会 . 中国抗癌协会乳腺癌诊治指南与规范（2019 年版）[J]. 中国癌症杂志，2019，29（08）：609-680.

[10]Cameron D，Casey M，Press M，et al.A phase III randomized comparison of lapatinib plus capecitabine versus capecitabine alone in women with advanced breast cancer that has progressed on trastuzumab : updated efficacy and biomarker analyses[J].Breast Cancer Res Treat，2008，112：533-543.

第二章
胃肠道肿瘤

病例8 晚期直肠癌多线治疗失败后局部
介入联合系统治疗

一、病历摘要

（一）病史简介

患者女性，64岁，2020年4月因大便性状改变伴消瘦就诊，外院肠镜：直肠中下段肠腔阻塞，肿块占肠腔一周，菜花状，触之易出血，远端无法进镜，于肿块处活检4块。肠镜病理示腺癌。胸腹部增强CT提示直肠占位，腹腔淋巴结转移，肝肺多发转移。2020年5月因肠道梗阻外院行直肠肿瘤切除术。术后病理：溃疡型腺癌，分化Ⅱ级，肿瘤浸润至浆膜下脉管神经组织和脏层腹膜，淋巴结6/24，KRAS突变，pMMR。诊断直肠癌（$pT_{4a}N_2M_{1b}$）。2020年6月至2021年3月一线治疗：mFOLFOX6联合贝伐珠单抗。2021年3月至2021年5月二线治疗：FOLFIRI联合贝伐珠单抗。2021年5～7月三线治疗：呋喹替尼治疗。患者因右下腹进行性胀痛不适至我院介入治疗科门诊就诊。

既往体健，无慢性疾病史，无恶性肿瘤家族史。

（二）专科查体

T 36.4℃，P 70次/分，R 18次/分，BP 110/72mmHg。BMI 17.6，BSA 1.4m²，PS 1分，NRS（疼痛）5分。

神清，皮肤巩膜无黄染，腹平软，肝脾肋下未及，右上腹压痛，无反跳痛。Murphy征阴性，移动性浊音（－）。

（三）辅助检查

癌胚抗原CEA 752.0ng/ml，CA19-9 1627.0U/ml。

血常规、凝血功能和肝肾功能正常。

2021-07-22胸腹部CT图像见病例8图1。

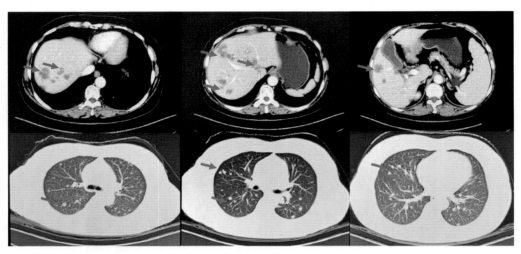

病例8图1 2021-07-22 CT（图中显示肝肺内多发病灶）

二、诊疗过程

结合患者上述现病史、体征和实验室检查，临床诊断直肠腺癌（$pT_{4a}N_2M_{1b}$），RAS突变型，pMMR。

经过 MDT 讨论，专家一致认为患者多线治疗失败，目前无标准治疗推荐方案。后续因患者体能尚佳，治疗意愿强烈，后续尽可能寻找个性化治疗方案，缓解症状，控制肿瘤，延长生存，提高生活质量。考虑患者目前症状为肝内疾病进展导致，可尝试局部介入治疗。患者于 2021-08-31 行肝动脉化疗栓塞治疗，术中行血管造影（DSA）肝动脉灌注 CT 扫描显示肝内病灶血供较丰富（病例 8 图 2），超选择肝右动脉肿瘤供养血管，后用伊立替康 100mg 装载入直径 100～300μm 药物洗脱微球 2ml 栓塞肿瘤供养血管（病例 8 图 3）。术后患者恢复良好，考虑患者尚存在肝外转移，故术后第 3 天开始瑞戈非尼治疗（每日 80mg 口服，用 3 周停 1 周）。2021 年 10 月初复查 CEA 由术前752.0ng/ml 下降到 404.0ng/ml，CA19-9 由术前 1627.0U/ml 下降到 994.0U/ml。2021-10-08 再次行介入治疗，DSA 造影提示肝右叶病灶控制满意，故术中超选择肝左动脉肿瘤供养血管，用伊立替康 100mg 装载入直径 100～300μm 药物洗脱微球 2ml 栓塞肿瘤供养血管。术后继续予以瑞戈非尼治疗。2021 年 11 月复查 CEA 继续下降到 326.2ng/ml，CA19-9 下降到 583.0U/ml。影像学检查提示肝内病灶坏死明显，mRECIST 标准评价疗效 PR（病例 8 图 4）。患者后续继续瑞戈非尼维持治疗，CEA 波动于 350～450ng/ml，CA19-9 波动于 600～700U/ml，期间 2021 年 11 月和 2022 年 2 月各行一次肝动脉灌注化疗治疗（雷替曲塞 2mg，奥沙利铂 100mg），影像学评估疾病稳定。患者 2022 年 5 月复查发现肝肺病灶进展（病例 8 图 5），停瑞戈非尼予以最佳支持治疗。后患者因继发

肺部感染，严重低蛋白血症于 2022 年 7 月初离世。

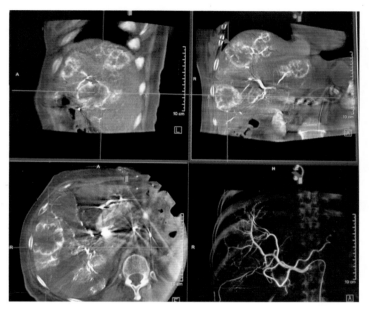

病例8图2　介入栓塞前肝动脉灌注CT图像，肿瘤环形染色明显
（图中显示肝内多发病灶）

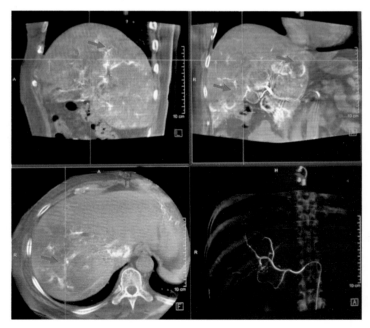

病例8图3　栓塞后肝动脉灌注CT图像，肿瘤环形染色大部分消失
（图中显示肝内已栓塞病灶区域）

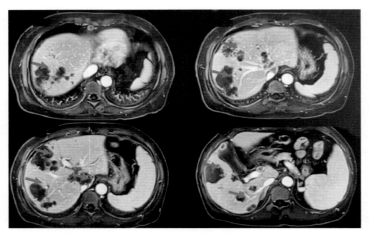

病例8图4　介入栓塞联合瑞戈非尼治疗3个月CT图像，
肝内肿瘤大部分坏死（图中显示肝内病灶）

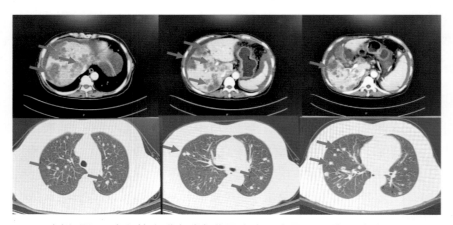

病例8图5　介入栓塞联合瑞戈非尼治疗10个月CT图像，肿瘤进展
（图中显示病灶区域）

三、病例讨论

老年女性，直肠癌肝肺转移，RAS突变型，pMMR。患者在外院行原发灶切除术后，标准一线、二线及三线治疗后进展。四线给予局部介入治疗联合瑞戈非尼治疗，疾病稳定达10个月。

1. 治疗方案选择　晚期肠癌三线治疗失败后，部分患者体能状态较好，有进一步治疗机会。可根据患者肿瘤生物学行为，选择个体化治疗方案。该病例经过MDT讨论，考虑肿瘤特点表现为肝转移灶进展明显，并有相关症状，肺部肿瘤负荷较小，体能状况尚可，治疗意愿强烈，治疗目标以缓解症状、控制疾病为主，尽可能减少药物和治疗相关不良反应。肝动脉化疗灌注能有效提高药物局部浓度，提高治疗反应率，全身

不良反应减少[1-3]。载瘤动脉药物洗脱微球栓塞是近年来应用于转移性肿瘤的有效治疗方法，阻断肿瘤血供同时缓慢释放化疗药物，大大提高局部治疗有效率，尤其对化疗耐药的肝转移病灶能提高局部控制率[4]。在接受局部治疗间歇期配合可耐受的系统治疗，进一步改善患者症状，减少不良反应。

2. 介入治疗的疗效评估 对于动脉化疗栓塞疗效评价，肿瘤坏死程度是主要因素，RECIST 标准可能低估治疗反应[5]。而 mRECIST 标准在测量时避开肿瘤液化坏死区域，能够客观反映结直肠癌介入化疗栓塞后的疗效评价[6]。

3. 介入治疗时机选择 对于肝转移持续进展的患者一般建议以 2 个月为周期进行影像学和血液学检查，局部介入治疗可以考虑 2 个月为周期进行，间歇期辅助以全身系统治疗。当局部病灶得到有效控制后，则以全身系统治疗为主进行维持治疗，评估周期可以适当延长至 3～6 个月，局部治疗可以评估后按需选择[7]。

此例患者四线治疗选择动脉化疗栓塞联合口服瑞格非尼治疗，此方案可以局部控制肝转移进展，同时全身不良反应减少，配合低毒性系统治疗方案，达到延长生存，改善生活质量。该患者四线治疗无进展生存 9 个月，生存超过 11 个月，病情控制时间较长，耐受性良好。

四、病例点评

对于 KRAS 突变的晚期肠癌靶向药物选择有限，仅推荐抗血管类药物联合化疗。常规二线方案失败后，三线治疗主要以口服 TKI 类药物为主要推荐。目前从研究数据来看，单靠口服 TKI 类药物疗效有限，对于转移灶不可手术切除的晚期肠癌患者，在系统治疗的同时，也要积极使用局部治疗手段来控制发展迅速的转移病灶，以延长患者生存。常用的局部治疗手段包括局部动脉化疗灌注、肝动脉化疗栓塞、局部消融治疗、局部精准放疗等。其中使用药物洗脱微球行载瘤动脉化疗栓塞可以提高局部药物浓度和延长作用时间，减少病灶血液供养，辅以抗血管新生药物可以更有效控制肿瘤快速进展。目前不少研究[8]已证实，在全身治疗基础上联合局部治疗，可以有效控制肠癌肝转移病灶发展，使肠癌患者疾病稳定时间大大延长。

对于治疗时机和治疗周期的选择则需要肠癌多学科团队共同评估和讨论，根据患者个体情况、社会经济状况、肿瘤生物学特点等方面综合考虑，选择合适的局部治疗手段，联合合适的系统治疗方案，动态随访病情变化并及时调整方案，在规范化的前提下进行个体化治疗。

该患者老年女性，直肠癌肝肺转移，RAS 突变型，pMMR，三线化疗失败。该患者肿瘤生物学行为不佳，但是身体情况尚好，治疗意愿强。考虑患者肿瘤病灶存在耐药，采用药物洗脱微球局部动脉化疗栓塞治疗，可以通过改变用药途径和作用时间来改变

耐药现状 [9]，并阻断肿瘤供养血管，再联合抗血管新生药物综合治疗，使病情得到控制，达到延长生存、改善生活质量的治疗目标。

（病例提供：何国栋　复旦大学附属中山医院）

（点评专家：周　波　复旦大学附属中山医院）

参考文献

[1]Chan DL，Alzahrani NA，Morris DL，et al.Systematic review and meta-analysis of hepatic arterial infusion chemotherapy as bridging therapy for colorectal liver metastases[J].Surg Oncol，2015，24（3）：162-171.doi：10.1016/j.suronc.2015.06.014.

[2]D'Angelica MI，Correa-Gallego C，Paty PB，et al.Phase Ⅱ trial of hepatic artery infusional and systemic chemotherapy for patients with unresectable hepatic metastases from colorectal cancer：conversion to resection and long-term outcomes[J].Ann Surg，2015，261（2）：353-360.doi：10.1097/SLA.0000000000000614.

[3]McAuliffe JC，Qadan M，D'Angelica MI.Hepatic resection，hepatic arterial infusion pump therapy，and genetic biomarkers in the management of hepatic metastases from colorectal cancer[J].J Gastrointest Oncol，2015，6（6）：699-708.doi：310.3978/j.issn.2078-6891.2015.081.

[4]Levy J，Zuckerman J，Garfinkle R，et al.Intra-arterial therapies for unresectable and chemorefractory colorectal cancer liver metastases：a systematic review and meta-analysis[J].HPB（Oxford），2018，20（10）：905-915.doi：10.1016/j.hpb.2018.04.001.

[5]Miller FH，Keppke AL，Reddy D，et al.Response of liver metastases after treatment with yttrium-90 microspheres：role of size，necrosis，and PET[J].Am J Roentgenol，2007，188（3）：776-783.

[6]华余强，雷蕾.结直肠癌肝转移 TACE 后疗效评价的 RECIST 和 mRECIST 对比研究 [J].临床和实验医学杂志，2013，12（12）：936-939.

[7]Nitzkorski JR，Farma JM，Watson JC，et al.Outcome and natural history of patients with stage Ⅳ colorectal cancer receiving chemotherapy without primary tumor resection[J].Ann Surg Oncol，2012，19（2）：379-383.doi：10.1245/s10434-011-2028-1.

[8]Philippe L Pereira，Roberto Iezzi，Riccardo Manfredi，et al.The CIREL Cohort：A Prospective Controlled Registry Studying the Real-Life Use of Irinotecan-Loaded Chemoembolisation in Colorectal Cancer Liver Metastases：Interim Analysis[J].Cardiovasc

Intervent Radiol，2021，44（1）：50-62.

[9]Neal Bhutiani，Olaguoke Akinwande，Robert C G Martin 2nd，et al.Efficacy and Toxicity of Hepatic Intra-Arterial Drug-Eluting（Irinotecan）Bead（DEBIRI）Therapy in Irinotecan-Refractory Unresectable Colorectal Liver Metastases[J].World J Surg，2016，40（5）：1178-90.doi：10.1007/s00268-015-3386-9.

病例9　进展期贲门恶性肿瘤局部介入联合化疗

一、病历摘要

（一）病史简介

患者女性，64岁，因"上腹部饱胀不适3个月"入院。患者3个月前上腹部饱胀不适，自服胃药能缓解，无恶心、呕吐，无明显腹痛，无黑便、血便，近1个月进食哽咽感加重，遂至当地医院就诊，胃镜贲门占位性病变（结果未见）。后于我院就诊，胃镜：胃底贲门小弯侧见3cm×2cm黏膜隆起，表面溃疡，覆污苔，质地硬，活检易出血。活检病理：腺癌，分化Ⅱ级，Lauren分型肠型。腹部CT示贲门部胃壁增厚累及胃体及食管下端，胃周淋巴结肿大，考虑胃癌伴淋巴结转移。为求进一步治疗收入我院。

患者既往体健，体力无明显下降，有长期烟酒史，否认消化道恶性肿瘤家族史。

（二）专科查体

T 36.5℃，P 70次/分，R 20次/分，BP 130/68mmHg。BMI 25.1，BSA 1.70m^2。PS 0分。NRS（疼痛）0分。

腹平软，肝脾肋下未及，全腹无明显压痛、反跳痛及肌紧张，Murphy征阴性，移动性浊音阴性。

（三）辅助检查

血常规、凝血功能、肝肾功能、肿瘤标志物均正常。

腹部CT提示贲门部胃壁增厚累及胃体及食管下端，胃周淋巴结肿大（病例9图1）。

全身PET-CT提示贲门胃壁增厚伴糖代谢异常增高，较厚处约为25.2mm，最大SUV值约为7.3；病变胃周见多发淋巴结，较大2枚大小分别约为11.0mm×9.9mm和13.7mm×10.4mm，最大SUV值分别约为2.0和1.9（病例9图2）。

胃镜检查：胃底贲门小弯侧见3cm×2cm黏膜隆起，表面溃疡，覆污苔，质地硬，活检易出血。活检病理：腺癌，分化Ⅱ级，Lauren分型肠型。免疫组化结果：MSH2（+），MSH6（+），MLH1（+），PMS2（+），HER-2（1+），EBER（-）（病例9图3）。

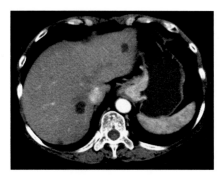

病例9图1　增强CT（2020-12-25）

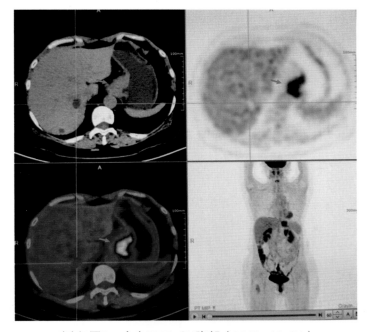

病例9图2　全身PET-CT腹部（2020-12-24）

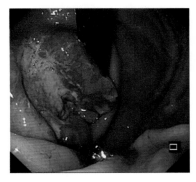

病例9图3　胃镜检查（2020-12-25）

二、诊疗过程

结合患者上述现病史、体征及实验室检查，临床诊断初步考虑为贲门恶性肿瘤。为明确病灶情况及是否出现腹膜转移，患者入院完善术前准备后于全身麻醉下行腹腔镜探查，术中探查见胃周淋巴结可及多发肿大，腹腔脱落细胞阴性，患者为 $cT_{4b}N + M_0 CY0$，Ⅲ期。经 MDT 讨论，建议参加我院正在开展的一项"局部动脉化疗灌注联合载瘤动脉栓塞联合化疗综合转化治疗局部晚期胃癌的前瞻性临床研究"。

获取患者知情同意后，按计划患者行第一次局部载瘤动脉灌注化疗（TAI）和载瘤动脉栓塞（TAE），术中插管至肿瘤供血管动脉后，注入奥沙利铂 150mg，再用直径 $100 \sim 300 \mu m$ 微球 1ml 和直径 $300 \sim 500 \mu m$ 微球 1.5ml 加强栓塞。化疗栓塞术后患者耐受可，无严重不良反应，之后行 SOX 方案 2 周期，随后行第二次 TAE + TAI 治疗（治疗方案同第一次），之后继续行 SOX 方案 2 周期，复查 CT 提示病灶及周围淋巴结明显缩小。（病例 9 图 4）。

按照研究方案制订治疗方案，患者于 2021-05-13 开腹行全胃切除 + D2 淋巴结清扫，消化道重建采用食管空肠 Roux-en-Y 吻合，D2 清扫，R0 切除。

术后病理：黏膜下层及肌层内部分血管腔内见嗜伊红无结构物，周围脂肪组织内见较多组织细胞反应，结合病史符合介入治疗后改变，未见肿瘤残留。淋巴结转移（0/18），大体标本见病例 9 图 5。病理分期 $ypT_0N_0M_0$，病理切片见病例 9 图 6。

术后患者行 SOX 方案化疗，随访至今无复发。

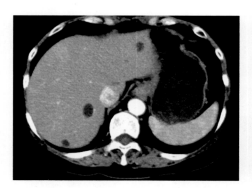

病例9图4　复查腹部增强CT图像
（2021-04-11）

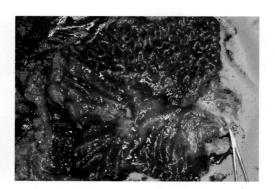

病例9图5　手术大体标本

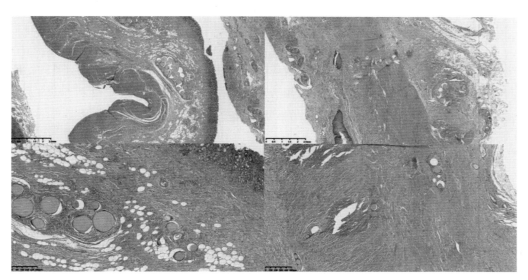

病例9图6　病理切片照片示病灶区域及淋巴结无肿瘤残留

三、病例讨论

患者胃镜明确腺癌，影像学提示胃周淋巴结肿大，诊断基本明确局部进展期胃癌，经多学科团队评估，推荐进行新辅助治疗。经局部介入联合化疗的新辅助治疗后，患者切除病灶，病理提示完全缓解。

1. 患者治疗方案选择　患者贲门部恶性肿瘤 $cT_{4b}N + M_0$ CYO，Ⅲ期。根据指南推荐进行新辅助治疗，再手术切除原发灶及淋巴结转移灶[1]。常规方案可采用系统化疗，FLOT4-AIO 研究显示，氟尿嘧啶、奥沙利铂联合多西他赛的围术期化疗方案，可以将患者病理完全缓解率提高至 16%，患者整体生存情况优于接受 ECF/ECX 治疗的患者[2]。围术期放、化疗也是一种可行的方案，研究显示其相较单纯新辅助化疗具有减少区域局部复发和延长患者生存期的优势[3]。介入动脉化疗栓塞治疗优势在于局部药物浓度高而且栓塞肿瘤供养血管，多项研究报告局部载瘤动脉灌注化疗联合系统治疗可以提高局部肿瘤反应率，全身反应较小，比较适合年老体弱或局部肿瘤负荷大的患者，目标是缩短新辅助治疗时间，延长术后无肿瘤复发时间[4, 5]。我院目前正在进行局部动脉化疗灌注联合载瘤动脉栓塞联合化疗新辅助治疗局部晚期胃癌的前瞻性临床研究（NCT05346874）[6]。

2. 灌注药物选择　2017 年《经导管动脉灌注化疗药物应用原则——中国肿瘤介入专家共识》推荐对于经导管动脉灌注的化疗药物，应选择肿瘤敏感药物，选择原型起作用药物，首选浓度依赖型药物，联合应用不同作用机制药物。胃癌一线化疗药物奥沙利铂具有细胞周期非特异性细胞毒作用、原型起效、浓度依赖、高组织亲和力等特点，因此被认为是合适的经动脉灌注化疗药。

该患者进展期贲门恶性肿瘤，病变侵及胃底和食管下段，伴周围淋巴结肿大。病变负荷大而且影响患者正常进食。多学科团队经过讨论该患者符合研究入组条件，征得患者和家属同意后根据研究方案进行治疗。患者术后病理病灶区域和淋巴结均无肿瘤细胞残留，达到病理完全缓解，提示新辅助治疗效果满意。

四、病例点评

局部进展期胃癌目前临床治疗方案大多专家都认同新辅助治疗，以降低肿瘤负荷和控制症状为主要目标，如果肿瘤治疗反应较好则积极手术治疗，辅以后续综合治疗，如治疗反应不佳提示肿瘤生物学不佳，则放弃手术治疗后续以姑息治疗为主。新辅助治疗方案中系统化疗方案以 XELOX 和 FLOT 方案多见，也可以放化疗联合方案，目前临床研究也有尝试联合免疫治疗。

局部载瘤动脉灌注化疗联合系统治疗作为新辅助治疗方案临床报道不多[7]，而使用栓塞肿瘤供养血管既往主要用于有活动性出血的不可切除的晚期胃癌。我院创新性地将动脉化疗栓塞方法应用于进展期胃癌新辅助治疗，前期预实验取得超出预期的疗效，而且无明显严重不良反应，目前正在正式进行前瞻性临床研究，结果值得期待。

本病例入组我院局部动脉化疗灌注联合载瘤动脉栓塞联合化疗综合新辅助治疗局部进展期胃癌的前瞻性临床研究，采用介入化疗栓塞方案联合系统化疗进行新辅助治疗，局部治疗反应耐受比较好，肿瘤相关症状缓解明显，术后病理提示肿瘤治疗反应极佳，后续还在随访中。此病例提示采用局部介入方法联合系统治疗作为新辅助治疗方案安全有效，不过现在此方案作为新辅助方案的临床数据较少，尚需要本研究最终结果以及更多的临床试验来验证。

（病例提供：闵令强　周　波　复旦大学附属中山医院）

（点评专家：汪学非　复旦大学附属中山医院）

参考文献

[1] 国家卫生健康委员会 . 胃癌诊疗规范（2018 年版）[J]. 肿瘤综合治疗电子杂志，2019，5（01）：55-82.

[2]Al-Batran SE，Homann N，Pauligk C，et al.Perioperative chemotherapy with fluorouracil plus leucovorin，oxaliplatin，and docetaxel versus fluorouracil or capecitabine plus cisplatin and epirubicin for locally advanced，resectable gastric or gastro-oesophageal junction

adenocarcinoma（FLOT4）: a randomised，phase 2/3 trial[J].Lancet，2019，393（10184）: 1948-1957.

[3]Joel Shapiro，J Jan B van Lanschot，Maarten C C M Hulshof，et al.Neoadjuvant chemoradiotherapy plus surgery versus surgery alone for oesophageal or junctional cancer（CROSS）: long-term results of a randomised controlled trial[J].Lancet Oncol，2015，16（9）: 1090-1098.

[4]Zhang CW，Zou SC，Shi D，et al.Clinical significance of preoperative regional intra-arterial infusion chemotherapy for advanced gastric cancer[J].World J Gastroenterol，2004，10（20）: 3070-3072.

[5]Xu H，Min X，Ren Y，et al.Comparative Study of Drug-eluting Beads versus Conventional Transarterial Chemoembolization for Treating Peculiar Anatomical Sites of Gastric Cancer Liver Metastasis[J].Med Sci Monit，2020，26: e922988.

[6]Shanghai Zhongshan Hospital（China）（2022，May-）.Neoadjuvant TACiE in Locally Advanced Gastric Cancer.Identifier NCT05346874.https：//clinicaltrials.gov/ct2/show/record/NCT05346874.

[7]Zhen-Feng Wu，Qin-Hong Cao，Xiao-Yu Wu，et al.Regional Arterial Infusion Chemotherapy improves the Pathological Response rate for advanced gastric cancer with Short-term Neoadjuvant Chemotherapy[J].Sci Rep，2015，5: 17516.doi：10.1038/srep17516.

病例10　年轻患者RAS野生型肠癌一线治疗

一、病历摘要

（一）病史简介

患者女性，29 岁，2019 年 10 月无明显诱因出现便血，数日后自行好转。无明显腹痛、腹泻，无恶心、呕吐等。2019 年 11 月体检查 CEA 5433.5μg/L，CA199 40.7U/ml，腹部超声见肝内团块。为进一步诊治入我院。患者既往体健，否认消化道恶性肿瘤家族史。

（二）专科查体

T 36.5℃，P 70 次 / 分，R 20 次 / 分，BP 120/65mmHg。BMI 20.51，BSA 1.53m^2，PS 0 分，NRS（疼痛）0 分。

腹平软，全腹无明显压痛、反跳痛及肌紧张，未见腹部包块。Murphy 征阴性，移动性浊音阴性。

（三）辅助检查

癌胚抗原 CEA > 1000ng/ml，CA19-9 30.8U/ml，血常规、凝血功能、肝肾功能等基本正常。

PET-CT 示乙状结肠恶性肿瘤伴肠周淋巴结转移及肝脏多发转移（病例 10 图 1）。

肠镜：结肠镜检查至进镜 30cm，肠腔阻塞无法进镜；可见一全周肿块，占肠腔 1 圈，菜花状，表面有糜烂坏死，活检 4 块，质地硬，易出血。余结肠所见未见异常（病例 10 图 2）。

肠镜病理：（乙状结肠）腺癌，pMMR；KRAS/BRAF/NRAS 基因未检测到突变。

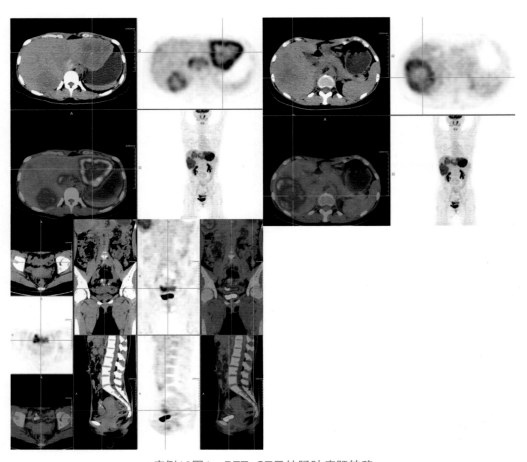

病例10图1　PET-CT示结肠肿瘤肝转移

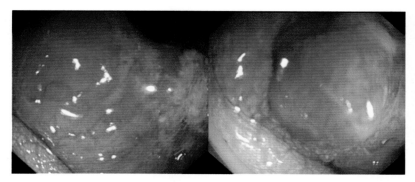

病例10图2　肠镜下肿瘤形态

二、诊疗过程

结合患者上述现病史、体征和实验室检查，临床诊断考虑为：乙状结肠恶性肿瘤伴肠周淋巴结、肝多发转移（$cT_xN_xM_1$，IV期，腺癌，RAS/RAF 野生型，pMMR）。患者肝内转移十分广泛，属于不可根治转移性结肠癌，目前原发灶无梗阻穿孔等急性表现，根据 2019 年 NCCN 指南及 CSCO 结直肠癌诊疗指南，予以姑息一线西妥昔单抗联合 mFOLFOX6 案化疗。2019 年 12 月至 2020 年 4 月行姑息一线 8 周期西妥昔单抗联合 mFOLFOX6 方案化疗：西妥昔单抗 500mg/m² 第 1 天，奥沙利铂 85mg/m² 第 1 天，亚叶酸钙 400mg/m² 第 1 天，氟尿嘧啶 2400mg/m² 持续静脉注射 44 小时，每 2 周重复。期间出现 G2 痤疮样皮疹，G2 血小板下降，在第 8 周期出现 G3 奥沙利铂过敏。

肿瘤指标变化如病例 10 表 1。

病例10表1　肿瘤指标变化

	CEA（＜5ng/ml）	CA19-9（＜34U/ml）
2019-12-19	＞1000	26.8
2020-01-03	740	13
2020-01-17	256	7.6
2020-03-31	21	6.1
2020-04-16	18.7	7.4

CT 影像学评估如病例 10 图 3 所示。

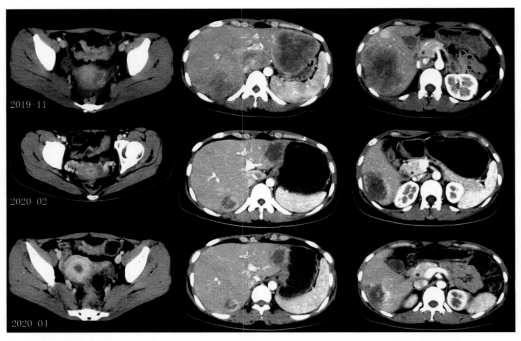

病例10图3　基线和一线治疗4周期、8周期后肠道和肝脏病灶的CT改变

CT 评估考虑持续部分缓解。经 MDT 讨论，姑息一线治疗疗效显著，目前肿瘤尤其肝转移灶处于潜在可切，考虑患者年轻且手术意愿强烈，将治疗目的更改为争取转化根治性手术，建议继续强化治疗缩小肿瘤。因患者前期出现奥沙利铂过敏，故调整为西妥昔单抗联合 FOLFIRI×3 周期，2020 年 6 月行上腹部 MRI 如病例 10 图 4 所示。再次接受 MDT，原发灶以及肝转移灶继续缩小，并且可考虑根治性手术切除。

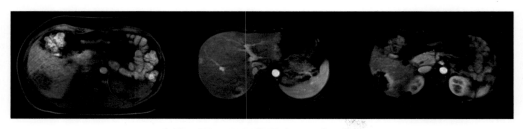

病例10图4　MRI表现（2020年6月）

于 2020 年 6 月行肝叶切除术＋腹腔镜辅助乙状结肠切除术（DIXON 术）。术中所见：肿瘤位于乙状结肠，直接侵犯腹壁，无腹腔积液，腹腔中未见转移性结节，腹膜反折处未见肿瘤累及。7 个肝转移灶散在分布肝左、右叶，肿瘤直径大小在 0.5 ～ 4.5cm，予以全部挖除（病例 10 图 5）。术后病理：（乙状结肠）溃疡型腺癌，伴大片坏死及钙

盐沉积，癌组织浸润肠壁浆膜下层，LN 7/13（＋），神经束（＋），脉管（＋），肿瘤细胞核固缩，细胞边界不清；肿瘤周围纤维组织增生、炎细胞浸润、组织细胞及多核巨细胞反应，符合治疗后改变。残余肿瘤细胞占原瘤床 40%，符合 AJCC 评分标准 TRG1（中度治疗反应）。（部分肝）腺癌，分化Ⅲ级，伴坏死及钙盐沉积，结合病史，符合肠腺癌肝转移。$ypT_4N_2M_1$，pMMR，RAS/BRAF 野生型。术后出现腹腔感染，予以抗生素及对症支持治疗 1 个月后好转。术后继续完成 6 周期西妥昔单抗＋FOLFIRI 方案化疗。

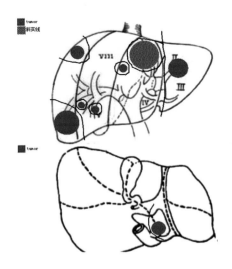

病例10图5　肝转移病灶手术示意图

三、病例讨论

1. 对于 RAS/RAF 野生型转移性结肠癌（mCRC）患者姑息一线治疗方案是如何确定的？

对于转移性结肠癌患者，姑息一线治疗决策最重要。因为随着治疗线数的增加，能够接受治疗的患者数量越来越少，一线为 100%，二线为 70%，三线为 40%。疗效也越来越差，根据 FIRE-3 研究[1]，西妥昔单抗＋FOLFIRI 一线治疗客观缓解率（ORR）为 65.8%，而任何二线治疗的效果仅为 20.3%。因此，优化的一线治疗可以最大化提高获益患者的数量。

RAS/BRAF 状态和肿瘤部位（左半、右半）是 mCRC 患者的重要预后因素。RAS 状态是抗 EGFR 单抗的疗效预测因子：RAS WT 型 mCRC 对西妥昔单抗更敏感。左半 RAS WT mCRC 预后佳，对抗 EGFR 单抗治疗更敏感。CRYSTAL 研究[2]中该类患者仅用化疗，中位 OS 为 21.7 个月，FIRE-3 研究中 RAS 野生型患者，西妥昔单抗＋化疗和贝伐珠单抗＋化疗的中位 OS 分别为 38.3 个月和 28 个月。同样，CALGB80405 研究中，RAS 野生型左半肠癌患者西妥昔单抗联合化疗和贝伐珠单抗联合化疗的中位 OS 分别为 39.3 个月和 32.6 个月，提示对于 RAS 野生型 mCRC 患者，西妥昔单抗联合化疗疗效优于单纯化疗或化疗＋贝伐珠单抗。多个 Meta 分析显示，RAS WT 左半患者一线接受化疗联合抗 EGFR 单抗较单纯化疗或化疗联合贝伐珠单抗具有更高的 ORR，更长的 OS 和 PFS。因此 mCRC 左半 RAS/RAF 野生型患者姑息一线首选西妥昔单抗联合两药化疗。

2. 结直肠癌肝转移的转化治疗

结直肠癌发生同时性肝转移的概率约为 25%，而全程中最终发生肝转移的比例则高达 40% ～ 50%。目前观点认为，对于结直肠癌肝转移（colorectal liver metastases，CRLM）患者，完整的手术切除肝转移灶是唯一可能达到近似根治效果的治疗选择，因此转化治疗概念应运而生。研究表明，患者对于术前化疗药物的应答率与转化切除率成显著正相关[3]。Ⅲ期随机对照试验 GERCOR 研究发现，FOLFIRI 和 FOLFOX 传统化疗方案能够实现 9% ～ 22% 的转化率和 7% ～ 15% 的肝转移灶 R0 切除率[4]。传统一线化疗方案的低转化率推动了 FOLFOXIRI 三药联合方案的研究。GONO 表明[5]，相比 FOLFIRI 方案，FOLFOXIRI 方案能显著提高单纯肝转移（liver-limited disease，LLD）患者的 R0 转化切除率（36% vs 12%，$P = 0.017$），同时延长中位生存期（23.4 个月比 16.7 个月，$P = 0.03$），但毒副反应较大，需精选治疗人群。

另有Ⅱ期头对头临床试验 METHEP-2 研究[6] 意义重大。它将（K）RAS 野生型的初始不可切除 CRLM 患者随机分到 FOLFOX、FOLFIRI 或 FOLFOXIRI 化疗方案组，靶向药物（贝伐珠或西妥昔单抗）的选择根据患者（K）RAS 状态决定。其结果不仅表明 FOLFOXIRI 相比 FOLFOX 或 FOLFIRI 都具有数字上更好地转化切除效果，更进一步显示出在同样化疗方案基础上，联用西妥昔单抗比贝伐珠单抗具有更高的转化切除率（55.6% vs 44.7%）。

四、病例点评

该病例为一例经典的左半结肠癌伴多发肝转移病例，以便血起病，肿瘤指标 CEA 明显升高，肠镜及 PET-CT 提示乙状结肠癌伴肝多发转移，病理为腺癌，基因型为 RAS/RAF 野生型，pMMR，诊断明确。其相对突出的点患者为年轻女性，肿瘤负荷较大，治疗意愿强烈。初始时肿瘤病灶尤其肝内广泛，结合患者较为瘦弱，选择了抗 EGFR 单抗联合 FOLFOX（两药联合）方案治疗，肿瘤缓解明显。所以在治疗过程中，随着治疗疗效的体现，患者的预期以及主诊医生的预期都会发生改变，争取转化根治性手术或者尽可能达 NED 状态都能给患者带来长期生存的机会。所以在奥沙利铂过敏情况下，西妥昔单抗联合 FOLFIRI 方案治疗，肿瘤继续缩小并达到可切除状态。在与患者充分沟通后进行原发灶切除＋肝叶切除术。但术后出现腹腔感染。这例患者给我们带来思考：①年轻患者，体能状况良好，RAS/RAF 全野生型，肝转移是潜在可切除还是完全不可切除之间的界限是否应该综合考虑基因型状态，给予选择更积极的治疗方案，例如抗 EGFR 单抗＋ FOLFOXIRI？②患者在接受了西妥昔单抗联合 FOLFOX×8 周以及联合 FOLFIRI×3 周期治疗后进行手术。虽然达到了根治状态，但患者术后并发症也显现出来。转化治疗的周期数越长，可能会增加术后并发症，使得术后生存率受影响。围术期化疗周期数的选择，是按照标准 12 周期进行？在此患者情况下是否不够，是否需要延长治疗时间都是在手术前转化治疗方案的人群中需要在被研究的。

（病例提供：艾罗燕　复旦大学附属中山医院）

（点评专家：余一祎　复旦大学附属中山医院）

参考文献

[1]Heinemann V，von Weikersthal LF，Decker T，et al.FOLFIRI plus cetuximab versus FOLFIRI plus bevacizumab as first-line treatment for patients with metastatic colorectal cancer（FIRE-3）: a randomised，open-label，phase 3 trial[J].Lancet Oncol，2014，15（10）: 1065-1075.

[2]Van Cutsem E，Kohne CH，Hitre E，et al.Cetuximab and chemotherapy as initial treatment for metastatic colorectal cancer[J].N Engl J Med，2009，360（14）: 1408-1417.

[3]Okuno M，Hatano E，Nishino H，et al.Does response rate of chemotherapy with molecular target agents correlate with the conversion rate and survival in patients with unresectable colorectal liver metastases？: a systematic review[J].Eur J Surg Oncol，2017，43（6）: 1003-1012.

[4]Tournigand C，André T，Achille E，et al.FOLFIRI followed by FOLFOX6 or the reverse sequence in advanced colorectal cancer: a randomized GERCOR study[J].J Clin Oncol，2004，22（2）: 229-237.

[5]Falcone A，Ricci S，Brunetti I，et al.Phase III trial of infusional fluorouracil，leucovorin，oxaliplatin，and irinotecan（FOLFOXIRI）compared with infusional fluorouracil，leucovorin，and irinotecan（FOLFIRI）as first-line treatment for metastatic colorectal cancer: the Gruppo Oncologico Nord Ovest[J].J Clin Oncol，2007，25（13）: 1670-1676.

[6]Ychou M，Rivoire M，Thezenas S，et al.FOLFIRINOX combined to targeted therapy according RAS status for colorectal cancer patients with liver metastases initially non-resectable: a phase II randomized study-prodige 13-ACCORD 21（METHEP-2），a unicancer

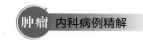

GI trial[J].J Clin Oncol，2016，34 Suppl：S3512.

病例11　HER2阳性晚期胃癌治疗

一、病历摘要

（一）病史简介

患者男性，50岁，主诉"胃癌综合治疗后2年余，皮肤巩膜黄染2周"。

2017年1月体检行胃镜检查，病理：胃体腺癌，人类表皮生长因子受体2（human epidermal growth factor receptor 2，HER2）（+++）。

2017年3月至美国进一步治疗，当时考虑分期为 $cT_{3\sim4a}N+M_0$ Ⅲ期HER2阳性，遂行新辅助化疗：曲妥珠单抗联合mFOLFOX6，共2周期，血红蛋白下降至40g/L，予输血后贫血好转。

2017年4月我院行PET-CT：与2017-02-10外院PET-CT图像比较，胃原发病灶范围较前缩小，胃周淋巴结较前略缩小，糖代谢程度均较前减低。

2017年4月我院行腹腔镜探查联合D2根治性全胃切除术，术后病理：远端胃溃疡型腺癌，分化Ⅱ级，Lauren分型肠型，浸润至浆膜下纤维脂肪组织，淋巴结0/34，HER2（+++），Ki-67（90%阳性），pMMR，PD-1（－），PD-L1（－）；HER2 FISH阳性。分期：$ypT_3N_0M_0$，ⅡA期。

由于术前治疗的疗效较好，同时结合患者意愿，2017年5～9月予以术后辅助曲妥珠单抗联合XELOX方案治疗，共6个周期；后续曲妥珠单抗联合卡培他滨维持治疗至2018年8月。

2019-07-01患者无明显诱因下出现全身皮肤巩膜黄染，伴有尿色变黄；无腹痛腹泻，无恶心、呕吐，无发热、畏寒、寒战，无陶土样大便等。

2019-07-04 PET-CT：新增肝脏左叶及尾状叶恶性肿瘤，肝内胆管扩张，肝内胆管播散及肝门区胰头周围及腹膜后淋巴结转移可能（病例11图1）。

2019-07-08行经皮肝穿刺胆道引流术（percutaneous transhepatic cholangial drainage，PTCD），术中显示左右侧肝内胆管明显扩张，胆管梗阻段位于肝门部位。

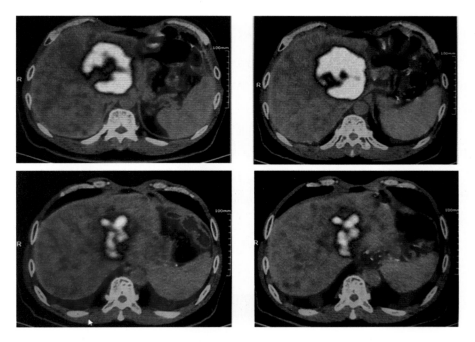

病例11图1　PET-CT（2019-07-04）

肝脏左叶及尾状叶糖代谢异常增高灶，大者位于左叶，大小约 90.5mm×72mm，最大 SUV 值为 12.8。

（二）专科查体

T 36.4℃，P 72 次 / 分，R 18 次 / 分，BP 110/76mmHg。BSA 1.78m²，BMI 24.2，PS 3 分，NRS（疼痛）1 分。

神志清，精神可，全身皮肤巩膜黄染，浅表淋巴结未触及肿大。颈软，气管居中，心肺查体均（−）。全腹稍膨隆，腹部可见陈旧性手术瘢痕，肝肋下三指，伴有轻度压痛，无反跳痛，脾未触及肿大，肠鸣音正常。Murphy 征阴性，移动性浊音阴性。四肢肌力 V 级，活动自如，神经系统查体（−）。

（三）辅助检查

肝功能：总胆红素 258.6 μmol/L，直接胆红素 198.4 μmol/L，白蛋白 41g/L，谷丙转氨酶 113U/L，谷草转氨酶 65U/L，碱性磷酸酶 430U/L，r- 谷氨酰胺氨基转移酶 311U/L。

尿常规：胆红素 ++++，尿胆原 −，尿隐血 +。

血常规、凝血功能、肾功能、电解质、粪常规等基本正常。

二、诊疗过程

结合患者病史、体征、实验室和影像学检查结果，参考病理和基因检测结果，临床诊断为：胃恶性肿瘤，$rpT_3N_0M_1$ IV 期（腺癌），HER2 阳性；梗阻性黄疸，PTCD 引流术后；肝功能异常。

入院后继续予以 PTCD 胆汁引流，同时予以护肝、护胃、降黄等对症治疗，2019-07-16 行介入超声引导下肝肿物穿刺活检，病理：转移性腺癌，胃肠道来源可能；免疫组化：Ki-67（80% 阳性）、HER2（+++）。HER2 FISH 比值 9.8（阳性）；同时完善肝脏病灶第二代测序技术（next-generation sequencing，NGS）检测：HER2 拷贝数增加 $n=77.46$（石蜡切片），$n=45.07$（血液）。

2019 年 8 月行上腹部 MRI 增强 + DWI + MRCP：肝内多发活性灶，肝静脉及门静脉受侵；胆道受侵；肝门区淋巴结肿大（病例 11 图 2）。

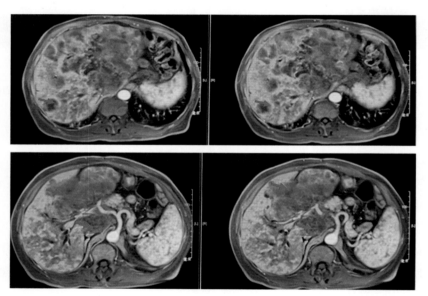

病例11图2　上腹部MRI增强＋DWI＋MRCP（2019年8月）

肝实质弥漫分布团块状、结节状异常信号灶，部分融合趋势，大者位于左叶，约 130mm×120mm，动态增强后动脉期明显不均匀强化。

根据免疫组化、NGS 的检测结果，考虑患者 HER2 通路仍明显激活，然而患者胆红素以及肝酶指标仍处于高值，存在化疗禁忌，经过多次多学科讨论，并与家属沟通后，建议抗 HER2 双靶治疗联合对症支持，遂于 2019 年 8 ～ 12 月予姑息一线抗 HER2 双靶治疗：曲妥珠单抗 440mg 第 1 天静脉滴注，帕妥珠单抗（首次剂量 840mg，后续 420mg）第 1 天静脉滴注；每 21 天重复。靶向治疗过程顺利，治疗后患者皮肤巩膜黄染、尿色变黄明显改善，肝功能基本恢复正常。疗效评估病情稳定（stable disease，SD）。

2019-12-30 PET-CT：胃 MT 综合治疗后，与 2019-07-04 本院 PET-CT 图像比较：新增多发骨转移，肝脏左叶及尾状叶转移灶较前缩小，糖代谢较前减低，肝门区、胰头周围、腹膜后淋巴结较前缩小、糖代谢减低，肝内胆管扩张较前好转、糖代谢减低；新增盆腔少量积液（病例 11 图 3）。2019-12-30 上腹部 MRI 增强＋DWI＋MRCP：腰骶椎、双侧髂骨、两侧股骨头多发转移瘤。吻合口肠壁稍厚，肝内多发活性灶，较前好转，肝静脉及门静脉受侵、胆道受侵，肝门区及后腹膜稍大淋巴结，部分胸腰椎及左侧肋骨转移瘤机会大；腹腔及两侧胸腔少量积液（病例 11 图 4）。评估为疾病进展（progressive disease，PD）。

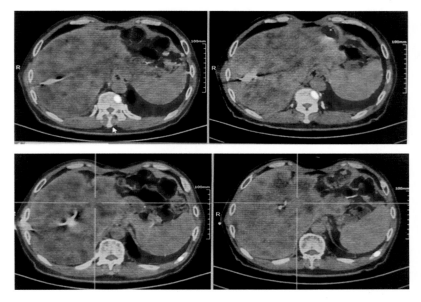

病例11图3　PET-CT（2019-12-30）

肝脏左叶及尾状叶糖代谢轻度增高，大者位于左叶，大小约为 57.5mm×48.7mm，最大 SUV 值为 3.4；骨多处糖代谢异常增高灶，最大 SUV 值为 12.8。

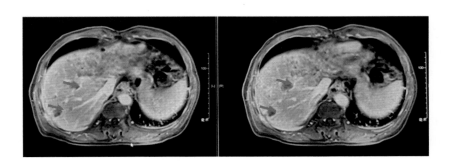

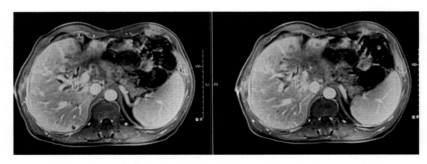

病例11图4　上腹部MRI增强＋DWI＋MRCP（2019-12-30）

肝实质弥漫分布团块状、结节状异常信号灶，部分融合趋势，大者位于左叶，约 66mm×58.6mm，动态增强后动脉期明显不均匀强化。

2020年1～7月予姑息二线抗HER2双靶联合多西他赛治疗：曲妥珠单抗360mg 第1天静脉滴注，帕妥珠单抗420mg第1天静脉滴注，多西他赛100mg第1天静脉滴注；每21天重复。定期辅以骨修补治疗。2020年3月行胆道支架植入联合碘-125（^{125}I）粒子植入。期间2020年3月、2020年7月评估疾病为部分缓解（partial response，PR）；2020年7月患者出现3级手足麻木，后调整为PD-1抑制剂联合曲妥珠单抗维持治疗，维持治疗时间为6个月左右。

三、病例讨论

1. 对于HER-2阳性局部进展期胃癌来说，围术期是否联合抗HER2治疗？

对于进展期胃癌来讲，新辅助治疗可通过降期，提高R0切除率等使患者获益。2020年中国抗癌协会临床肿瘤学协作中心（Chinese Society of Clinical Oncology，CSCO）指南推荐新辅助治疗联合D2根治术联合辅助化疗作为Ⅲ期可切除胃癌的围术期治疗模式，其中FLOT、DOS、SOX/XELOX、FOLFOX均为首选化疗方案[1]。对于HER2阳性胃癌围术期治疗模式，2020年美国临床肿瘤学会（American Society of Clinical Oncology，ASCO）会议上的口头报告PETRARCA研究表明围术期FLOT方案基础上联合抗HER2双靶治疗（曲妥珠单抗和帕妥珠单抗）可显著提高病理学完全缓解（pathologic complete response，pCR）率（35% vs 12%，$P = 0.02$），增加阴性淋巴结的比例（68% vs 39%）。且单纯化疗组中位无病生存期（median disease free survival，mDFS）为26个月，双靶治疗组mDFS还没有达到。然而另一项2020年ASCO口头报告的NRG Oncology/RTOG1010研究却并未获得满意的结果，该研究显示围术期放化疗联合曲妥珠单抗未能改善HER2过表达食管/胃食管交界腺癌的DFS。本案例术前分期为局部进展期，予以新辅助靶向联合化疗2周期后行完整手术切除，术后免疫组化：HER2（+++），继而在术后辅助治疗继续应用抗HER2靶向治疗。该治疗模式参考乳腺癌，在胃癌领域属于探索性研究。然而该患者的 DFS 仅有 2 年，与单纯化疗来说并未获得明显优势，因此在胃癌围术期抗 HER2 治疗仍期待更有说服力的数据。

2. 对于 HER2 阳性胃癌出现复发或者转移时，是否需要再次活检明确 HER2 状态？

HER2 阳性胃癌是胃癌中一类特殊类型，占 7.3% ~ 20.2%。胃镜活检或者手术标本均可进行 HER2 检测。而对于复发、转移灶，再次活检行 HER2 检测显得尤为重要。韩国 GASTHER1 研究结果表明对于原发灶 HER2 阴性的胃癌患者，再次活检肝转移灶的 HER2 阳性率为 17.2%，明显高于其他转移部位。该病例出现肝转移后，对肝转移灶进行穿刺活检并进行 HER2 检测值得肯定，并为后续抗 HER2 治疗提供依据。

3. 该患者为 HER2 阳性晚期胃癌，但存在化疗禁忌，仅选择抗 HER2 治疗是否有效？

对于大多数胃癌患者来说，确诊时即为肿瘤晚期，中位总生存期（median overall survival，mOS）为 10 ~ 12 个月。而对于 HER2 阳性胃癌患者，ToGA 研究证实曲妥珠单抗联合化疗可降低这部分人群 35% 的死亡风险，显著延长生存（16.0 个月 vs 11.8 个月）[2]。该研究也奠定了曲妥珠单抗在 HER2 阳性晚期胃癌一线治疗地位。帕妥珠单抗是一种重组人源化单克隆抗体，可抑制 HER2 与 HER3 的异二聚。曲妥珠单抗和帕妥珠单抗联合应用是治疗 HER2 阳性乳腺癌患者的有效策略。临床前研究表明，在 HER2 阳性胃癌的异种移植模型中，与单用帕妥珠单抗治疗相比，双 HER2 阻断剂具有更好的抗肿瘤活性[3]。基于此，人们猜想在胃癌中加入帕妥珠单抗能否进一步提高患者的生存？Ⅲ期 JACOB 研究表明双靶联合化疗组与曲妥珠单抗联合化疗组的 OS 分别是 17.5 个月 vs 14.2 个月（HR = 0.84，$P = 0.057$），没有显著性差异，但是 PFS 和客观缓解率（objective response rate，ORR）有所改善，分别为 8.5 个月 vs 7.0 个月（$P = 0.0001$），56.7% vs 48.3%（$P = 0.026$）。虽然该研究是个阴性的结果，但是也看到了双靶治疗组有获益的趋势[4]。结合该病例再次活检为 HER2 阳性，胆红素指标仍较高，在积极对症支持、PTCD 引流以及患者家属强烈治疗意愿下，我们大胆尝试抗 HER2 双靶治疗，并获得了满意的疗效，黄疸消退，肝功能恢复正常。该病例表明 HER2 阳性晚期胃癌患者存在化疗禁忌的情况下，抗 HER2 治疗有望使肿瘤得到控制。后续根据患者的体能状况以及各项实验室指标，积极联合化疗或者其他抗肿瘤药物治疗如免疫药物，或许能给部分患者带来生存获益。

4. 该患者后期因肿瘤压迫导致梗阻性黄疸，除了传统方法 PTCD 引流以及胆道支架植入术，胆道支架植入联合 ^{125}I 粒子植入疗效如何？

由于呼吸运动、日常活动以及管道护理，长期放置 PTCD 引流管对患者的生活质量产生不利影响，因此在患者疾病控制良好的情况下，予 2020-03-13 行胆道支架植入术；虽然支架能取得降低黄疸的目的，但是支架本身对肿瘤没有治疗作用，肿瘤可通过支架网生长到管腔，导致支架阻塞。此外，上皮增生、生物膜沉积、胆泥和肉芽组织的形成也可能导致支架阻塞；因此，对于恶性胆道梗阻，单独运用支架植入是不够的，支架植入联合内放疗或外放疗可能是一种有希望的治疗选择。^{125}I 粒子作为一种持久性辐射材料，可直接导致脱氧核糖核酸（deoxyribo nucleic acid，DNA）双螺旋的损伤，从而抑制肿瘤细胞的复制并诱导凋亡[5]。此外，植入 ^{125}I 粒子可能导致 CD3$^+$ 和 CD4$^+$ 细胞活化，并触发抗肿瘤免疫反应[6]。近年来，^{125}I 粒子植入在各种实体恶性肿瘤的治疗中取得了良好的效果，它们可以增加支架通畅时间并延长生存期[7]；因此该患者采用了胆管支架植入联合 ^{125}I 粒子植入的方法，不仅保证了胆管通畅，又能对支架周围的肿瘤组织进行局部精准放疗，是一种安全、有效的治疗方法。

四、病例点评

HER2 阳性胃癌是一类特殊类型的胃癌。目前，对于进展期胃癌围术期化疗也有许多抗 HER2 靶向药物联合治疗的探索，如 NEOHX 研究、HERFLOT 研究、PETRARCA 研究等，总体来说疗效初现成效，未来也有望成为标准治疗策略[1]。而对于晚期胃癌来说，ToGA 研究中我们看到了曲妥珠单抗靶向治疗联合化疗，较单纯化疗提高了有效率以及总生存期，且具有良好的安全性。其他针对 HER2 的靶点，如帕妥珠单抗、拉帕替尼、恩美曲妥珠单抗（trastuzumab emtansine，T-DM1）等在胃癌二线治疗的Ⅲ期研究结果均为阴性，另外针对 HER2 的抗体偶联药物（antibody-drug conjugates，ADC）、DS-8201、RC-48 初步显示出良好的肿瘤缓解率及生存获益，进一步的临床研究数据值得期待。在乳腺癌中我们看到了曲妥珠单抗联合帕妥珠单抗可进一步提高疗效，而胃癌中的 JACOB 研究却未能显著延长 OS。因此如何筛选双靶可能获益人群，以及曲妥珠单抗跨线治疗的临床价值，有待进一步研究探讨。

该病例是一例 HER2 阳性胃癌从围术期至晚期一线、二线全程应用抗 HER2 靶向治疗获得较好疗效的成功案例。该患者行姑息一线曲妥珠单抗联合帕妥珠单抗双靶治疗，PFS 约 4 个月。2020 年 1 月开始行姑息二线双靶跨线治疗联合多西他赛，疗效评估 PR；但出现 3 级神经毒性，考虑与多西他赛化疗治疗相关。后续如何选择维持治疗是值得探讨的关键问题。近年来，随着免疫治疗的兴起，特别是免疫检查点抑制剂的应用，已经改变了肿瘤治疗的格局。在临床前模型和患者样本中发现，曲妥珠单抗可通过增加 HER2 的内化和树突状细胞的交叉呈递效应，刺激 HER2 特异性 T 细胞反应。曲妥珠单抗还可上调 PD-1 及其配体 PD-L1 的表达，诱导肿瘤浸润淋巴细胞的分化，并调节主要组织相容性复合物Ⅱ的表达。此外两项单臂Ⅱ期临床研究证实了 PD-1 抑制剂联合曲妥珠单抗联合化疗的治疗模式，对 HER2 阳性的晚期食管癌、胃食管结合部癌或胃腺癌患者具有良好的临床疗效和可管理的安全性[8, 9]。此外近来随机、双盲、Ⅲ

期临床研究 KEYNOTE-811 试验进一步验证了上述组合的有效性[10]。但是对该患者来说，基于当时的临床前以及临床研究结果，免疫检查点抑制剂联合曲妥珠单抗仍属于超临床适应证，与患者及家属充分沟通后，大胆尝试了免疫检查点抑制剂联合曲妥珠单抗的治疗模式，并获得了 6 个月的疾病控制时间，在胃癌后线治疗中也是一个不错的选择。

总之，该案例进一步印证了 HER2 阳性胃癌患者，应用抗 HER2 靶向治疗的重要性，可显著改善患者的生存，未来与化疗、免疫等联合模式的探讨及抗 HER2 ADC 药物的研发与上市，有望让更多的患者获益。

（病例提供：吴　菁　复旦大学附属中山医院）
（点评专家：李　倩　复旦大学附属中山医院）

参考文献

[1] 中国临床肿瘤学会指南工作委员会组织 . 中国临床肿瘤学会（CSCO）胃癌诊疗指南 -2020[M]. 北京：人民卫生出版社，2020.

[2]Bang YJ，Van Cutsem E，Feyereislova A，et al.Trastuzumab in combination with chemotherapy versus chemotherapy alone for treatment of HER2-positive advanced gastric or gastro-oesophageal junction cancer（ToGA）: a phase 3，open-label，randomised controlled trial[J].Lancet，2010，376（9742）: 687-697.

[3] Yamashita-Kashima Y，Iijima S，Yorozu K，et al.Pertuzumab in combination with trastuzumab shows significantly enhanced antitumor activity in HER2-positive human gastric cancer xenograft models[J]. Clin Cancer Res.2011，17（15）: 5060-5070.

[4]Tabernero J，Hoff PM，Shen L，et al.Pertuzumab plus trastuzumab and chemotherapy for HER2-positive metastatic gastric or gastro-oesophageal junction cancer（JACOB）: final analysis of a double-blind，randomised，placebo-controlled phase 3 study[J].Lancet Oncol，2018，19（10）: 1372-1384.

[5]Bradley J，Monk KST.Treatment of recurrent gynecologic malignancies with iodine-125 permanent interstitial irradiation[J].Brachytherapy，2002，52（3）: 806-815.

[6]Xiang GA，Chen KY，Wang HN，et al.Immunological influence of iodine-125 implantation in patients with hepatocellular carcinoma resection[J].Nan Fang Yi Ke Da Xue Xue Bao，2010，30（2）: 292-294.

[7]Wang HW，Li XJ，Li SJ，et al.Biliary stent combined with iodine-125 seed strand

implantation in malignant obstructive jaundice[J].World J Clin Cases，2021，9（4）：801-811.

[8]Janjigian YY，Maron SB，Chatila WK，et al.First-line pembrolizumab and trastuzumab in HER2-positive oesophageal，gastric，or gastro-oesophageal junction cancer：an open-label，single-arm，phase 2 trial[J].Lancet Oncol，2020，21（6）：821-831.

[9]Rha SY，Lee C-K，Kim HS，et al.Targeting HER2 in combination with anti-PD-1 and chemotherapy confers a significant tumor shrinkage of gastric cancer：A multi-institutional phase Ⅰb/Ⅱ trial of first-line triplet regimen（pembrolizumab，trastuzumab，chemotherapy）for HER2-positive advanced gastric cancer（AGC）[J].J Clin Oncol，2020，38（suppl 15）：abstract 3081.

[10]Janjigian YY，Kawazoe A，Yañez P，et al.The KEYNOTE-811 trial of dual PD-1 and HER2 blockade in HER2-positive gastric cancer[J].Nature，2021，600（7890）：727-730.

病例12　MET扩增胃癌一线靶向联合化疗

一、病历摘要

（一）病史简介

患者男性，42岁，2020年5月因上腹胀痛发病。2020-06-04外院胃镜病理：慢性非萎缩性胃炎。2020-06-05 PET-CT：胃体MT伴肝脏多发转移，腹腔及腹膜后淋巴结转移，腹盆腔种植转移，左侧锁骨转移，腹盆腔积液（病例12图1）。2020-06-12内镜下胃大块活检病理：异型细胞（MET强阳性）；灶性区黏膜内见一团腺癌成分，分化Ⅱ～Ⅲ级，Lauren分型肠型；免疫组化：MET（100% +++）；FISH：（MET）计数50个肿瘤细胞，CEP7值2～5，平均约3.2，MET基因呈点状和簇状，拷贝数2～46，平

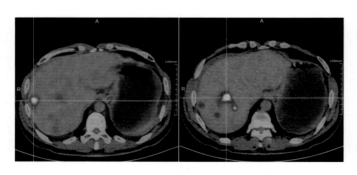

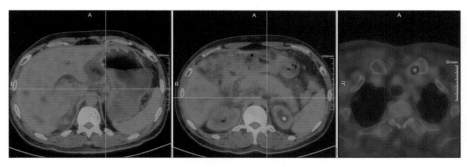

病例12图1 PET-CT图像（2020-06-05）

均约23.8，MET/CEP7信号比值约为7.4。未行NGS检测。

否认家族肿瘤病史；否认化学毒物长期接触史。无烟酒不良嗜好。

（二）专科查体

T 36.4℃，P 78 次 / 分，R 16 次 / 分，BP 115/64mmHg。BMI 23.41，BSA 1.77m^2，PS 0 分，NRS（疼痛）3 分。

浅表淋巴结未触及肿大；腹平软，无压痛及反跳痛，肝脾肋下未触及，Murphy 征阴性，移动性浊音阴性。

（三）辅助检查

2020-06-05 我院 PET-CT 见病例 12 图 1。

2020-06-12 胃镜活检病理：腺癌，分化Ⅱ～Ⅲ级，Lauren 分型肠型；免疫组化：MET（100% +++）；FISH：（MET）MET/CEP7 信号比值约为 7.4。

二、诊疗过程

研究证实 MET 过表达 / 扩增与多种恶性肿瘤预后差及化疗耐药相关[1-3]。鉴于该患者免疫组化提示 MET 过表达；FISH 提示：MET 基因扩增。因此，我们在化疗的基础上给予患者抗 MET 治疗。2020-06-25、2020-07-22、2020-08-11 起行姑息一线第 1 ～第 3 周期克唑替尼联合 AS 方案化疗，具体剂量：克唑替尼 250mg（2 次 / 日，口服，第 1 ～第 21 天）+白蛋白结合型紫杉醇 200mg（静脉滴注，第 1 天，第 8 天）+替吉奥 60mg（2 次 / 日，口服，第 1 ～第 14 天），每 21 天重复一次。第 3 周期化疗后患者出现粒细胞 IV° 减少伴发热，血常规提示中性粒细胞 0.2×10^9/L，最高体温 38.9℃，外院给予拜复乐（盐酸莫西沙星片）0.4g 1 次 / 日，静脉滴注 3 天抗感染治疗；瑞白（重组人粒细胞刺激因子注射液）300μg 皮下注射 3 天。对症治疗后患者中性粒细胞恢复正常。2020-09-03 患者入院后完善检查评估病情，从腹部增强 CT 中可以看出，与基线相比，患者肝内转移灶和腹腔淋巴结都有明显的缩小（病例 12 图 2）。评估结果：PR。血清肿瘤标志物在 3 个周期的治疗后也是明显下降。第 4 周期化疗前患者血清肿瘤标志物出现轻度反弹升高（病例 12 表 1）。患者后续于当地医院进一步治疗，家属拒绝进一步随访。

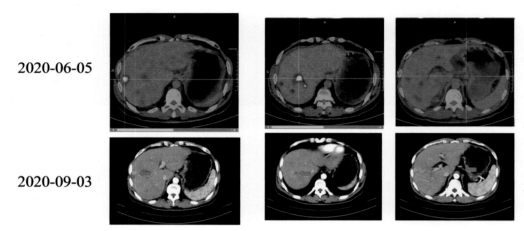

病例12图2　克唑替尼联合AS方案化疗3周期后影像学评估患者病情

病例12表1　克唑替尼联合AS方案化疗后患者血清肿瘤标志物水平变化

	2020-06-24	2020-07-21	2020-08-11	2020-09-03
CA125 U/ml	260.0	129.0	42.2	46.0
CA72-4 U/ml	> 250.0	21.3	5.5	10.5
NSE ng/ml	21.4	16.3	13.9	16.3
CYFRA21-1 ng/ml	51.7	6.4	3.5	4.4

三、病例讨论

　　随着高通量测序技术的不断发展及其在临床中应用不断扩大，MET 扩增在胃癌组织中的生物学功能愈加被重视。研究发现，MET 扩增与胃癌的侵袭、转移及预后不良有关。对于 MET 扩增胃癌患者的一线治疗是否需要加用抗 MET 治疗？

　　MET 是肝细胞生长因子（HGF）的受体，由原癌基因 c-Met 编码，主要表达于上皮细胞表面，且具有酪氨酸激酶活性，参与调控多种生理及病理过程。MET 在正常组织中低表达，而在肿瘤组织中过表达。MET 过表达通过激活多种信号通路促进肿瘤增生、侵袭和转移。研究发现：MET 蛋白过表达与胃癌患者预后差及对化疗相对耐药有关 [1-3]。克唑替尼是 MET/ALK/ROS 信号通路的多靶点蛋白激酶抑制剂，已被 FDA 批准用于 MET 扩增、ALK 和 ROS1 阳性的晚期非小细胞肺癌。在胃癌临床研究中，有半数的 MET 扩增患者在使用克唑替尼治疗后发生肿瘤退缩 [4]。由于 MET 位于肿瘤发生和进展密切相关的多个信号传导通路的交叉点，抑制其活性可能同时干扰多条促癌信号通路，且在部分胃癌患者中已观察到 MET 过表达，因此 c-Met 成为有希望的新靶标。一项 II 期临床试验表明，MET 单克隆抗体 Rilotumumab 联合化疗对 MET 高表达胃癌患者可提供生存获益[5]。目前，在一项 III 期临床研究 RILOMET-1 中已证明了 Rilotumumab 单抗对 MET 阳性胃癌或食管胃连接癌的疗效[6]。尽管 MET 扩增型胃癌患者是否给予抗 MET 治疗的循证依据证据不高，但鉴于抗 MET 治疗的获益可能性，此类患者建议给予抗 MET 治疗。根据患者病理及影像学诊断为：MET 扩增型胃癌。一项高危胃癌患者的预后是否取决于 MET 拷贝数增加或脱氧腺苷酸元件区域截短所致的激活突变的研究，纳入了 230 名 II ~ III 期胃癌患者，MET 拷贝数主要通过 qPCR 定量。分析 MET 拷贝数与无病生存期（DFS）和总体生存期（OS）的关联。结果提示：在 216 例可评估患者中，分别有 21 例患者（10%）出现了 5 倍或以上的 MET 拷贝数扩增和 30 例患者（13%）出现纯合的脱氧腺苷酸元件区域截短所致的激活突变。MET 拷贝数 5 倍或 5 倍以上的患者预后明显较差。进而对 MET 拷贝数进行分层分析，发现胃癌患者预后随着 MET 拷贝数增加，预后越差[1]。也有研究发现 MET 过表达型胃癌对化疗相对耐药[7]。

四、病例点评

胃癌是我国恶性肿瘤所致死亡的重要原因之一，早期胃癌患者根治术后 5 年生存率相对较高，但 50% 的胃癌患者确诊时已经丧失手术机会，对于此类患者，以化疗为基础的综合治疗成为主要治疗手段。胃癌患者对化疗的敏感性个体差异大，肿瘤组织中不同癌基因 / 抑癌基因的异常表达水平可能与患者对化疗的反应性密切相关。研究发现，在 18% ~ 82% 的进展期胃癌患者中 HGF/MET 表达上调[8]。HGF/MET 通过上调 RAS、PI3K 和 STAT3 等信号通路促进肿瘤细胞的增殖和转移。胃癌患者 MET/HGF 通路的失调与预后不良及更高的侵袭性相关[9]。

对 14 个独立研究的 2258 名 I ~ IV 期胃癌患者进行荟萃分析表明：MET 表达升高与总体生存期显著降低相关（HR 2.82；95% CI 1.86 ~ 4.27）。目前，正在开展的靶向 MET/HGF 轴胃癌临床试验的药物包括 MET 单抗（Onartuzumab、Rilotumumab）和 MET 抑制剂（Volitinib、克唑替尼、AMG337）。尽管 MET 扩增型胃癌患者是否给予抗 MET 治疗的循证依据证据不高，但鉴于抗 MET 治疗的获益可能性，此类患者建议给予抗 MET 治疗。

后续该患者家属拒绝进一步随访。该患者恶性程度高，PFS 时间较短，可考虑完善 NGS 检测，明确患者分子病理特征，拟定最佳治疗方案。

（病例提供：张鹏飞 复旦大学附属中山医院）

（点评专家：申 锋 复旦大学附属中山医院）

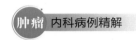

参考文献

[1]Zhang Z，Miao L，Wang S，et al.Study on the expression of c-Met in gastric cancer and its correlation with preoperative serum tumor markers and prognosis[J].World J Surg Oncol，2022，20（1）：204.

[2]Li J，Li Z，Ding Y，et al.TP53 mutation and MET amplification in circulating tumor DNA analysis predict disease progression in patients with advanced gastric cancer[J].PeerJ，2021，9：e11146.

[3]Zhu Y，Zhang H，Han X，et al.STAT3 mediated upregulation of C-MET signaling acts as a compensatory survival mechanism upon EGFR family inhibition in chemoresistant breast cancer cells[J].Cancer Lett，2021，519：328-342.

[4]Lennerz JK，Kwak EL，Ackerman A，et al.MET amplification identifies a small and aggressive subgroup of esophagogastric adenocarcinoma with evidence of responsiveness to crizotinib[J].J Clin Oncol，2011，29（36）：4803-4810.

[5]Catenacci DVT，Tebbutt NC，Davidenko I，et al.Rilotumumab plus epirubicin，cisplatin，and capecitabine as first-line therapy in advanced MET-positive gastric or gastro-oesophageal junction cancer（RILOMET-1）：a randomised，double-blind，placebo-controlled，phase 3 trial[J].Lancet Oncol，2017，18（11）：1467-1482.

[6]Iveson T，Donehower RC，Davidenko I，et al.Rilotumumab in combination with epirubicin，cisplatin，and capecitabine as first-line treatment for gastric or oesophagogastric junction adenocarcinoma：an open-label，dose de-escalation phase 1b study and a double-blind，randomised phase 2 study[J].Lancet Oncol，2014，15（9）：1007-1018.

[7]Yashiro M，Nishii T，Hasegawa T，et al.A c-Met inhibitor increases the chemosensitivity of cancer stem cells to the irinotecan in gastric carcinoma[J].Br J Cancer，2013，109（10）：2619-2628.

[8]Yu S，Yu Y，Zhao N，et al.C-Met as a prognostic marker in gastric cancer：a systematic review and meta-analysis[J].PLoS One，2013，8：e79137.

[9]Anestis A，Zoi I，Karamouzis MV.Current advances of targeting HGF/c-Met pathway in gastric cancer[J].Ann Transl Med，2018，6（12）：247.

病例13 dMMR合并PIK3CA突变肠癌免疫治疗

一、病历摘要

（一）病史简介

患者男性，54岁。2018年5月无明显诱因出现进食后恶心，无呕吐，无腹胀腹痛，无呕血黑便，无大便习惯改变。患者为进一步诊治入我院，2018-06-01行PET-CT检查，结果回报（病例13图1）：结肠肝曲MT侵犯周围脂肪间隙，伴周围淋巴结转移，肝脏多发转移，右侧结肠旁沟和盆腔种植转移。

既往史：无其他慢性病病史。家族史：否认家族肿瘤病史。

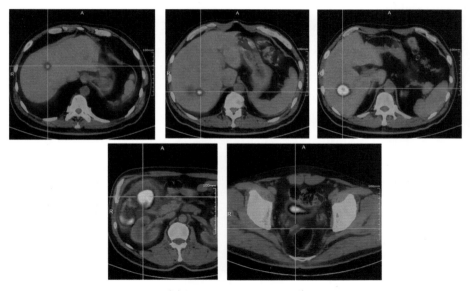

病例13图1 PET-CT图像

（二）专科查体

T 36.4℃，P 82次/分，R 16次/分，BP 122/67mmHg。BMI 22.7，BSA 1.84m^2，PS 0分，NRS（疼痛）0分。浅表淋巴结未触及肿大；腹平软，无压痛及反跳痛，肝脾肋下未触及，Murphy征阴性，移动性浊音阴性。

（三）辅助检查

2018-06-01 PET-CT检查结果见病例13图1。

2018-06-05行肠镜检查，结果回报（病例13图2）：结肠肝曲可见一环周肿块。活检病理：腺癌，Ⅱ级。基因检测：RAS、BRAF 未见突变，PIK3CA 第 20 外显子存在突变。免疫组化：MLH1（−）和 PMS2（−），符合 dMMR。

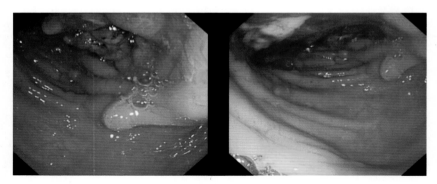

病例13图2　肠镜图像

二、诊疗过程

2018-06-07 行姑息一线第 1 周期 CapeOX 方案化疗。基因检测结果回报后，2018-07-03 至 2018-08-17 行姑息一线第 2 ～第 5 周期西妥昔单抗＋FOLFOX 方案化疗。

2018-09-03 行"右半结肠姑息性切除术＋盆底结节切除"。术后病理：腺癌，分化Ⅱ级，癌组织浸润肠壁浆膜下纤维脂肪组织。神经束见癌侵犯。盆底结节镜下为癌结节。肿瘤内见大片坏死，肿瘤周围纤维组织略增生，残余肿瘤组织占原瘤床 70%。RAS、BRAF 未见突变，PIK3CA 第 20 外显子存在突变。MLH1（−），PMS2（−）。术后分期：$pT_4N_{2b}M_1$ Ⅳ期。术后继续予以姑息一线第 6 ～第 8 周期西妥昔单抗＋FOLFOX 方案化疗。末次化疗时间：2018-10-29。外周血肿瘤标志物水平变化见病例 13 图 3。2018-11-09 CT 及 MRI 评估病情，疗效评估结果为 PD（疾病进展，见病例 13 图 4）。

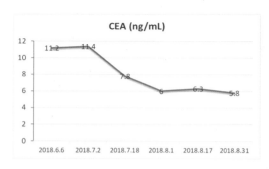
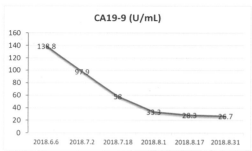

病例13图3　治疗过程中患者血清肿瘤标志物水平动态变化

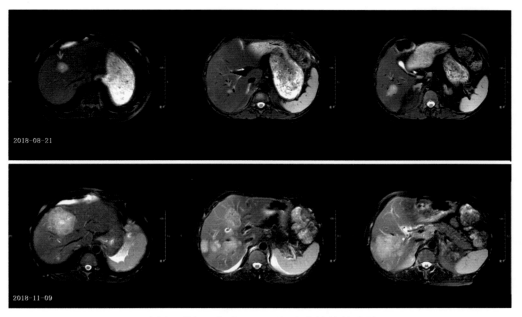

病例13图4　复查MRI示肝脏病灶较前进展

2018-11-14、2018-12-03 行姑息二线第 1 ~ 第 2 周期贝伐珠单抗＋ FOLFIRI 方案化疗。因患者化疗后血清肿瘤标志物持续上升，2018-12-17 行肝脏转移灶肝动脉化疗栓塞（TACE）术：腹腔动脉造影肝左右叶多发肿瘤血管染色，乏血供，注入雷替曲塞 4mg，奥沙利铂 100mg，伊立替康 100mg ；后微导管超选择插管至肿瘤血管支，用伊立替康 100mg ＋直径 100 ~ 300μm callisphere 1 瓶制成栓塞剂，注入 2/3 瓶。复查造影栓塞良好。因该病例为 dMMR 患者。2018-12-18 在介入手术基础上加用 PD-1 单抗（帕博利珠单抗）联合贝伐珠单抗。

2019-01-10 日起行姑息三线治疗：帕博利珠单抗＋贝伐珠单抗＋伊立替康，共 10 周期。末次治疗时间：2019-07-19。2019 年 9 月患者出现黄疸，复查 CT 及 MRI 评估病情示 PD。

三、病例讨论

1. 该病例患者为 dMMR，是否一线治疗加用免疫治疗？

与 pMMR mCRC 相比，dMMR mCRC 通常具有更高的肿瘤突变负荷、对氟尿嘧啶的敏感性低、较高肿瘤浸润淋巴细胞浸润[1]。近年研究提示：dMMR mCRC 对以 PD-1 单抗和 CTLA-4 单抗为代表的免疫检查点抑制剂更敏感[1]。KEYNOTE-177 研究对一线帕博利珠单抗对比标准治疗在 mCRC 中的应用研究提示：帕博利珠单抗组中位 PFS 显著改善，为 16.5 个月；化疗组中位 PFS 8.2 个月，两组客观缓解率（ORR）分别为

43.8% 和 33.1%[1]，但 29% 的患者会出现疾病进展。因此，FDA 批准帕博利珠单抗用于 dMMR/MSI-H 结直肠癌的一线治疗。以上研究提示，对于 mCRC 患者，免疫治疗效果优于化疗，可推荐该类患者一线使用以 PD-1 单抗为代表的免疫检查点抑制剂进行抗肿瘤治疗。本例患者治疗时 KEYNOTE-177 结果还未发表，当时 PD-1 单抗单药在一线的数据还没有，因此我们给予该患者在后线应用 PD-1 单抗。因患者肿瘤负荷大，我们还同时联合了"贝伐单抗和伊立替康"。

2. 患者合并 PIK3CA 第 20 外显子突变。PIK3CA 第 20 外显子突变在结直肠癌生物学功能中的作用如何？该患者应用 PIK3CA 抑制剂是否获益？

PIK3CA 是结直肠癌中最常见的突变癌基因之一。据报道，15% ~ 20% 的结直肠癌患者携带 PIK3CA 突变，其中 80% 突变位于第 9 外显子和第 20 外显子中[2, 3]。而 PIK3CA 突变对结直肠癌预后的影响一直存在争议[4, 5]。一项回顾性研究对 5763 名中国结直肠癌患者的 PIK3CA 外显子 9 和 20 状态进行检测。并分析了其中 5733 例患者的临床病理特征[5]。结果提示：在 13.4%（771/5733）的患者中检测到 PIK3C 的 58 种突变。从 2014—2018 年，PIK3CA 的突变率从 11.0% 上升到 13.5%。在 IV 期患者中，外显子 20 突变患者的总生存时间短于野生型患者（HR = 2.72，95% CI = 1.47 ~ 5.09；$P = 0.012$）。对于 III 期结直肠癌患者，PIK3CA 突变患者术后复发率明显升高（外显子 9：OR = 2.54，95% CI = 1.34 ~ 4.73，$P = 0.003$；外显子 20：OR = 3.89，95% CI = 1.66 ~ 9.10，$P = 0.002$）。一项对 28 项研究，涉及 12 747 例患者的 Meta 分析结果显示：PIK3CA 突变状态在结直肠癌中的实质性预后作用不明显[6]。以上数据表明，需要大规模或多中心研究来进一步确定 PIK3CA 突变状态在结直肠癌中对临床特征及预后判断的有效性。

因 PIK3CA 突变状态在结直肠癌中的实质性预后作用不明显。但在标准化治疗失败后，患者可尝试使用 PIK3CA 抑制剂。对于 PIK3CA 抑制剂在合并 PIK3CA 突变的转移性结肠癌中的应用仍需进一步探索。

四、病例点评

dMMR 患者约占 mCRC 患者的 5%。近年来研究数据提示以 PD-1 单抗为代表的免疫治疗可以使 dMMR 结直肠癌患者获益[7]。相对于 pMMR mCRC 患者，dMMR mCRC 患者预后更差[7, 8]。接受治疗的 dMMR mCRC 的患者 mOS 为 16.0 个月，而 pMMR 患者的 mOS 为 23.6 个月[7]。因 dMMR mCRC 独特的免疫微环境特征及高肿瘤突变负荷[1]，使得其对 PD-1 单抗和 CTLA-4 单抗等免疫检查点抑制具有更高的敏感性[1]。基于 KEYNOTE-177 研究数据，FDA 批准帕博利珠单抗用于 dMMR/MSI-H 结直肠癌的一线治疗[1]。本例患者治疗时 KEYNOTE-177 结果还未发表，当时 PD-1 单抗单药在一线的数据还没有，因此我们根据 CSCO 指南给予该患者 XELOX 方案治疗。尽管患者为右半结肠癌，为了给患者争取转化，提高有效率，因此，该患者一线使用西妥昔单抗联合 FOLFOX 方案。疾病进展后二线治疗方案调整为：A + FOLFIRI。随着免疫治疗的证据越来越充分，PD-1 单抗或 PD-1 单抗联合 CTLA4 单抗足以应用于 dMMR/MSI-H mCRC 的治疗，鉴于患者肿瘤负荷大，三线给予患者 PD-1 单抗联合贝伐单抗和伊立替康方案治疗。

（病例提供：张鹏飞　复旦大学附属中山医院）

（点评专家：崔越宏　复旦大学附属中山医院）

参考文献

[1]Lizardo DY，Kuang C，Hao S.Immunotherapy efficacy on mismatch repair-deficient colorectal cancer：From bench to bedside[J].Biochim Biophys Acta Rev Cancer，2020，1874（2）：188447.

[2]Cathomas G.PIK3CA in Colorectal Cancer[J].Front Oncol，2014，4（35）：35.

[3]Samuels Y，Wang Z，Bardelli A，et al.High frequency of mutations of the PIK3CA gene in human cancers[J].Science，2004，304（5670）：554.

[4]Ye ZL，Qiu MZ，Tang T，et al.Gene mutation profiling in Chinese colorectal cancer patients and its association with clinicopathological characteristics and prognosis[J].Cancer Med，2020，9（2）：745-756.

[5]Fu X，Lin H，Fan X，et al.The Spectrum，Tendency and Predictive Value of PIK3CA Mutation in Chinese Colorectal Cancer Patients[J].Front Oncol，2021，11：595675.

[6]Mei ZB，Duan CY，Li CB，et al.Prognostic role of tumor PIK3CA mutation in colorectal cancer：a systematic review and meta-analysis[J].Ann Oncol，2016，27（10）：1836-1848.

[7]Wensink GE，Elferink MAG，May AM，et al.Survival of patients with deficient mismatch repair metastatic colorectal cancer in the pre-immunotherapy era[J].Br J Cancer，2021，124（2）：399-406.

[8]Venderbosch S，Nagtegaal ID，Maughan TS，et al.Mismatch repair status and BRAF mutation status in metastatic colorectal cancer patients：a pooled analysis of the CAIRO，CAIRO2，COIN，and FOCUS studies[J].Clin Cancer Res，2014，20（20）：5322-5330.

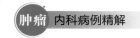

病例14　dMMR晚期肠癌综合治疗

一、病历摘要

（一）病史简介

患者男性，62岁，主诉"上腹隐痛3个月余"。

2019年12月无明显诱因下出现上腹部隐痛，伴腹胀，无恶心、呕吐，无大便习惯改变。2020-03-18当地医院就诊血检：血红蛋白64g/L、NSE 20.7ng/ml、CA724＞300U/ml。当地医院予输血等对症治疗贫血。2020-03-21当地医院行胸腹部增强CT：横结肠壁增厚，结肠癌可能，左肝及肝门区占位病变考虑转移；左上肺结节、斑片影，炎性可能，右侧甲状腺团块。2020-03-23当地医院肠镜提示结肠癌，吻合口复发首先考虑。肠镜病理：盲肠管状腺瘤（低级别上皮内瘤变），（结肠40cm恶性肿瘤）低分化腺癌或神经内分泌肿瘤。遂来我院就诊。

既往史：患者2型糖尿病病史2年余，最高＞15mmol/L，未监测血糖及用药，自诉有青霉素过敏史。于1995年行肠癌根治术，2002年第二次手术；2006年曾行大隐静脉高位结扎加分段抽剥术。

家族史：哥哥肠癌病史。

（二）专科查体

T 36.1℃，P 80次/分，R 20次/分，BP 172/88mmHg。BSA 1.92m²，BMI 23.5，PS 2分，NRS（疼痛）1分。

神志清，贫血貌，心肺正常，全身皮肤巩膜无黄染。全腹稍膨隆，腹部可见陈旧性手术瘢痕，肝肋下三指，伴有轻度压痛，无反跳痛，脾未触及肿大，肠鸣音正常。Murphy征阴性，移动性浊音阴性。

（三）辅助检查

血常规提示：血红蛋白74g/L，血小板339×10⁹/L。

肝肾功能提示：白蛋白31g/L。

凝血功能：D-二聚体1.17mg/L。

肿瘤标志物：CA199 2635U/ml↑，CEA 8.6ng/ml↑，Cyfra211 54.9ng/ml↑，NSE 20.8ng/ml↑，CA724＞250U/ml↑。

血糖：空腹血糖14.4mmol/L，糖化血红蛋白9.1%。

心肌酶谱：氨基末端利钠肽前体249.0pg/ml。

自身抗体：抗核抗体：颗粒 1 ： 320；抗核抗体：浆颗粒 1 ： 320。

其他：巨细胞病毒 IgG：90.3U/ml；巨细胞病毒 IgM：（－）0.211COI；单纯疱疹病毒 1 IgG：（＋）47.9COI；单纯疱疹病毒 2 IgG：（＋）1.33COI。

粪常规：隐血 +。

电解质、甲状腺功能、乙肝病毒 DNA、尿常规正常。

二、诊疗过程

2021-03-27 患者来我院完善基线检查并排除相关禁忌后，行介入 B 超引导下肝穿刺活检术，病理报告示转移性低分化腺癌，免疫组化结果提示错配修复基因功能有缺失，MSH2（100%++），MSH6（100%+++），MLH1（－），PMS2（－），CDX2（100%++），Ki-67（100% 阳性），Syn（－），CgA（－），CD56（－）。基因检测示 RAS/RAF 野生型，PIK3CA 基因第 20 外显子未检测到突变。同时当地医院肠镜病理我院病理科会诊提示：（盲肠）管状腺瘤伴上皮内瘤变低级别。（结肠 40cm）低分化癌，倾向低分化腺癌，免疫组化结果提示错配修复基因有缺失；免疫组化：MSH2（100%++），MSH6（100%+++），MLH1（－），PMS2（－），CDX2（100%++），Ki-67（100% 阳性），Syn（－），CgA（－），CD56（－）。2020-03-28 PET-CT 提示横结肠 MT 侵犯肠周脂肪间隙伴病变肠周、胰头周围及肝门区淋巴结转移，肝脏左叶转移（病例 14 图 1）。

结合上述现病史、体征和实验室检查，临床诊断考虑为：结肠恶性肿瘤（Ⅳ期、肝、淋巴结转移，dMMR，RAS/RAF 野生型）。综合患者贫血、体能状况及自身意愿，普外科意见暂不考虑手术，予纠正贫血及控制血糖等对症治疗，排除禁忌后，2020-04-02 予姑息一线第 1 周期卡瑞利珠单抗 200mg 第 1 天，1 次 /2 周治疗。治疗后患者腹胀、腹痛较前好转。患者 2020-04-18 至 2020-07-23 继续予以姑息一线第 2 ～第 7 周期原方案治疗。患者 3 周期免疫治疗后贫血改善，肿瘤指标较前下降，2020-06-29 复查胸腹盆 CT 增强：横结肠 MT 侵犯肠周脂肪间隙，腹腔及腹膜后肿大淋巴结，较前相仿；肝脏左叶转移瘤，较前稍减小（肝左叶见 119mm×90mm 类圆形低密度灶）（病例 14 图 2）；疗效评估为 SD。患者 2020-08-15 复查胸腹盆 CT 增强（病例 14 图 3），疗效评估为持续 SD。

患者免疫单药治疗后症状缓解，贫血改善，但肿瘤无明显退缩，故免疫单药基础上联合 TACE 加强局部控制。① 2020-08-24 行第一次 TACE 术，术后 2020-09-28 复查腹部 MRI：横结肠 MT 伴周围脂肪间隙侵犯，肝转移灶（直径约 114mm），较 2020-08-14 片左叶病灶大致相仿；腹腔、腹膜后淋巴结肿大，较前片大致相仿（病例 14 图 4）；② 2020-10-15 行第二次 TACE 术，术后 2020-12-17 复查上腹部平扫＋增强 MRI：横结肠 MT 伴周围脂肪间隙侵犯，肝转移灶，腹腔、腹膜后淋巴结肿大，均较 2020-

09-28 片大致相仿；③ 2020-12-21 行第三次 TACE 术，术后 2021-02-22 复查腹部增强 CT：横结肠 MT 侵犯肠周脂肪间隙，肝转移，腹腔及腹膜后肿大淋巴结，较 2020-08-15 片相仿。2021-05-18 复查胸腹盆 CT 增强：横结肠 MT 侵犯肠周脂肪间隙，肝转移（肝左叶见 10.5cm×8.0cm 类圆形低密度灶），腹腔及腹膜后肿大淋巴结，较 2020-08-15 片似略缩小（病例 14 图 5）。疗效评估为有缩小的 SD。

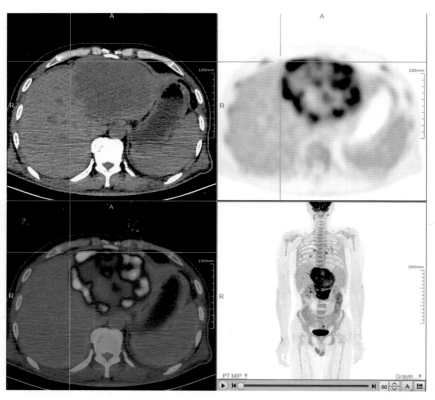

病例14图1　PET-CT（2020-03-28）

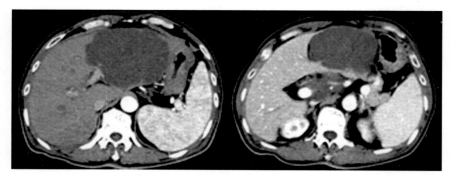

病例14图2　腹盆增强CT（2020-06-29）

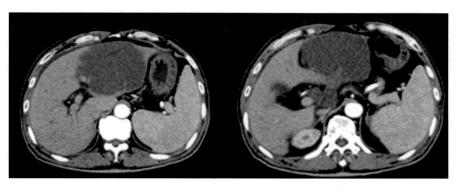

病例14图3 腹盆增强CT（2020-08-15）

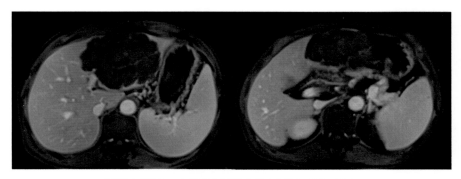

病例14图4 上腹部增强MRI（2020-09-28）

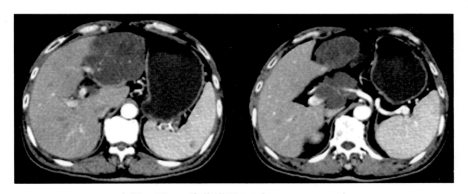

病例14图5 腹盆增强CT（2021-05-18）

三、病例讨论

1. 该患者为 dMMR 结肠癌肝转移，一线治疗如何选择？

dMMR/MSI-H 可能发生于胃癌、子宫内膜癌等多种实体肿瘤中，在肠癌中较为常见，5% ~ 10% 肠癌患者具有 dMMR/MSI-H 状态[1]。实际上，dMMR/MSI-H 在以往的临床实践中通常是作为遗传性疾病（如林奇综合征）筛查和预后分层的参考，而在当下则成为结直肠癌患者诊疗的常规检测指标，因为多项研究显示结直肠癌患者对于免疫检查点抑制剂的响应有赖于微卫星不稳定性（MSI）或错配修复基因状态（MMR）[2]。

基于 KEYNOTE-016、158 及 164 等多项研究的卓越成果，2017 年 5 月 FDA 加速批准了 Pembrolizumab（PD-1 抑制剂帕博利珠单抗，K 药）在不可切除或转移性的、没有其他治疗手段的、MSI-H 或 dMMR 实体瘤患者，和既往应用氟尿嘧啶、奥沙利铂、伊立替康耐药的 MSI-H 或 dMMR 结直肠癌患者中的适应证[3-5]。2020 年 6 月基于 KEYNOTE 177 研究[6]，FDA 又批准其用于一线治疗 MSI-H/dMMR 的不可切除或转移性结直肠癌，从而奠定了 PD-1 单抗免疫治疗在 MSI-H 型 mCRC 一线治疗中的地位。2021 年 CSCO 指南也将转移灶初始不可切除转移性结肠癌的 MSI-H/dMMR 患者单列，把帕博利珠单抗作为姑息一线治疗的 I 级推荐（1A 类证据），PD-1 抑制剂作为姑息二线和三线治疗的 II 级推荐（2A 类证据），在二线和三线治疗是不限定 PD-1 抑制剂的种类。KN177 研究旨在探索 MSI-H 型 mCRC，一线治疗中帕博利珠单抗对比标准治疗（FOLFOX 或 FOLFIRI 化疗 +/- 靶向贝伐珠单抗或西妥昔单抗）。研究入组 307 例患者，中位随访 32.4 个月后，中位 PFS 时间分别是 16.5 个月和 8.2 个月（HR = 0.6，95% CI：0.45 ~ 0.80，$P = 0.0002$），PD-1 单抗对比标准化疗给 MSI-H 型 mCRC 患者带来了临床意义明显的、统计学意义上也显著的 PFS 改善。而过往使用常规化疗方案的晚期肠癌患者，中位 OS 往往不足两年。但在 KEYNOTE-177 研究中，化疗组的中位 OS 已经达到了 36.7 个月，K 药组的中位 OS 更是有望超过 4 年。

2. 免疫治疗联合其他抗肿瘤治疗：化疗、抗血管生成药物或局部 TACE 术，其疗效能否 1 + 1 > 2？

随着精准治疗时代的到来，真实世界的研究提示单一治疗手段并没有达到满意的效果，众多联合治疗模式成为当前研究和治疗的关注方向，如何通过不同治疗手段之间的联合，实现患者更好获益变得尤为重要，"局部＋全身"的联合治疗模式亦成热点。局部治疗可有效改善肿瘤局部免疫微环境，促使更多肿瘤抗原及免疫因子释放，再联合全身药物治疗可发挥"1 + 1 > 2"的效果。理论上，化疗、放疗、介入、消融等局部治疗，可在摧毁肿瘤细胞后，促进大量肿瘤新抗原的产生，用于抗肿瘤免疫反应，从而激活免疫，同时改变肿瘤局部微环境，进一步重塑肿瘤微环境。贝伐珠单抗抗血管内皮生长因子（vascular endothelial growth factor，VEGF）治疗可使肿瘤血管正常化，从而改善肿瘤细胞乏氧状态，改变肿瘤微环境中免疫细胞数量，下调免疫抑制因子表达增强抗肿瘤免疫作用，从而改善免疫检查点抑制剂的治疗疗效[7]。

3. 该患者单药免疫维持治疗是否是最佳方案？

该病例诊断为结肠恶性肿瘤伴肝脏、腹膜后及肝门区多发淋巴结转移，综合考虑患者初诊时严重贫血状态及特殊基因状态，我们首先使用 PD-1 抑制剂单药治疗，同时积极予以纠正贫血等对症支持治疗。在患者体能状况及基础状态改善后，根据患者肝转移灶病情，给予局部介入治疗控制肿瘤发展。后续综合考虑患者年龄、体能状况及生活质量，给予免疫单药维持治疗。该患者是否能进一步转化治疗如：免疫治疗基础上是否再次加用化疗或联合双免疫治疗等手段，并进行手术减瘤来提高患者获益，将是未来临床实践重要的研究方向。

四、病例点评

这是一例 dMMR/MSI-H 型晚期肠癌病例，初诊时一般情况较差，一线使用 PD-1 抑制剂治疗，同时给予对症支持治疗，待病情控制后体能状态好转后，经过多学科讨论，积极给予局部介入治疗控制肝转移肿瘤的发展。在综合治疗后，患者目前病情稳定，生存质量得到有效改善。

晚期 dMMR/MSI-H 型结直肠癌患者发病率不高，占 4% ~ 5%，但与免疫治疗疗效呈显著正相关。错配修复基因如果有先天功能缺陷，则在 DNA 合成过程中会产生大量新的突变，这些突变编码产生的新蛋白作为新的肿瘤抗原能诱导产生强烈的免疫反应，从而被机体免疫系统识别和攻击，即突变的细胞被 PD-1 抗体治疗后被恢复功能的免疫细胞识别和清除。所以，dMMR/MSI-H 是免疫检测点抑制剂 PD-1 抗体治疗获益的一个分子标志物。近年来，结直肠癌免疫治疗正努力从后线治疗发展到一线及新辅助免疫治疗；从单药免疫治疗发展到联合免疫治疗；从 dMMR/MSI-H 结直肠癌患者群体发展至 pMMR 结直肠癌人群。

尽管结直肠癌免疫治疗尚面临着困境和挑战，特别是在 MSS 型结直肠癌患者中，由于组织中缺乏淋巴细胞浸润，免疫治疗存在劣势，所以被称为"冷肿瘤"。但是，相信通过不断探索最佳联合治疗方案，例如：化疗联合免疫治疗，双免疫治疗，或者靶免化同步治疗（靶向药物、免疫抑制剂联合化疗药物），pMMR/MSS 结直肠癌患者人群的免疫治疗未来一定会取得突破性进展。

（病例提供：甘　露　复旦大学附属中山医院）

（点评专家：王志明　复旦大学附属中山医院）

参考文献

[1]Ganesh K，Stadler ZK，Cercek A，et al.Immunotherapy in colorectal cancer：rationale，challenges and potential[J].Nature Reviews Gastroenterology & Hepatology，2019，16：361-375.

[2]Romero D.New first-line therapy for dMMR/MSI-H CRC[J].Nature Reviews Clinical Oncology，2021，18（2）：63.

[3]Asaoka Y，Ijichi H，Koike K.PD-1 Blockade in Tumors with Mismatch-Repair Deficiency.N Engl J Med，2015，372（26）：2509-2520.

[4]Am A，Mf B，Jlmb C，et al.Association of tumour mutational burden with outcomes in patients with advanced solid tumours treated with pembrolizumab：prospective biomarker analysis of the multicohort，open-label，phase 2 KEYNOTE-158 study[J].Lancet Oncol，2020，21（10）：1353-1365.

[5]Le DT，Kim TW，Cutsem EV，et al.Phase Ⅱ Open-Label Study of Pembrolizumab in Treatment-Refractory，Microsatellite Instability-High/Mismatch Repair-Deficient Metastatic Colorectal Cancer：KEYNOTE-164[J].J Clin Oncol，2020，38（1）：11-19.

[6]Andre T，Shiu KK，Kim TW，et al.Pembrolizumab versus chemotherapy for microsatellite instability-high/mismatch repair deficient metastatic colorectal cancer：The phase 3 KEYNOTE-177 Study[J].Journal of Clinical Oncology，2020，38（18_suppl）：LBA4-LBA4.

[7]Bader，Jackie E，VOSS，KELSEY et al.Targeting Metabolism to Improve the Tumor Microenvironment for Cancer Immunotherapy[J].Molecular cell，2020，78（6）：1019-1033.

病例15　HER2阳性晚期肠癌抗HER2治疗

一、病历摘要

（一）病史简介

患者女性，31岁，主诉"大便变细、便秘3个月"。

2019年6月起患者无明显有一下出现大便变细，伴便秘，偶有腹痛。

2019-09-01当地医院肠镜检查：进镜约10cm可见一结节状隆起，肠腔狭窄，内镜无法通过。活检病理：管状腺瘤伴高级别上皮内瘤变，考虑癌变。胸腹部CT：直肠癌伴周围小淋巴结；两肺内多发转移瘤。外院查CA199 35.51U/ml↑。

2019-09-06我院结肠镜：直肠MT，活检＋卡纳琳定位（病例15图1），病理：（直肠）腺癌，分化较好；PET-CT：直肠中上段MT，病变肠周淋巴结转移可能，两肺多发转移（病例15图2）。

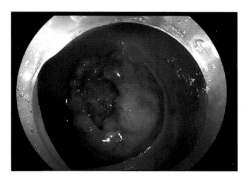

病例15图1　结肠镜：直肠MT

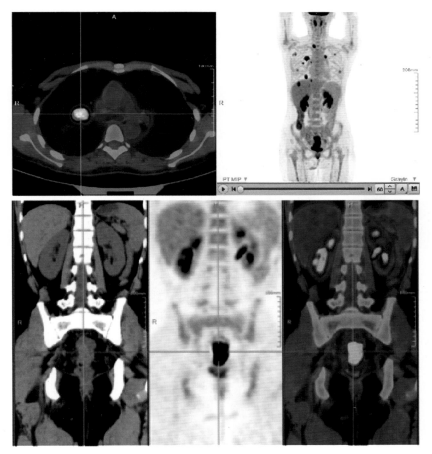

病例15图2　PET-CT

2019-09-10因肠道不全梗阻，我院肠癌多学科讨论后，在全身麻醉下行"机器人辅助直肠Dixon's术"，切除原发灶，术后病理：（直肠）隆起型腺癌，分化Ⅲ级，癌组织浸润肠壁深肌层，神经束见癌侵犯，脉管内未见癌栓。两切缘及环周切缘均未见癌累及。淋巴结均未见癌转移（0/34）。免疫组化：CDX2（＋），CK20（＋），HER2（＋＋＋），Ki-67（80% 阳性），MLH1（＋），MSH2（＋），MSH6（＋），PMS2（＋），PD-1（肿瘤 -，间质 1%＋），PD-L1{28-8}（肿瘤 2%＋，间质 2%＋），SATB2（＋）；基因检测：检测结果：K-ras、N-ras、B-raf 基因未检测到突变。

2019-09-26 至 2020-03-28 行姑息一线爱必妥（西妥昔单抗）＋ FOLFOX 方案治疗 12 周期。

2020-04-30 我院肠癌多学科团队讨论：肺内病灶较前有所增大，疗效评估：疾病进展（progressive disease，PD）；遂改行姑息二线爱必妥＋ FOLFIRI 方案治疗 3 周期，末次化疗时间：2020-06-24，化疗期间肿瘤标志物持续升高。

2020-07-14 复查胸腹部 CT：腹盆腔未见明显复发转移灶，两肺多发转移灶，较前片（2020-04-22）增大（最大径约 2.4cm）（病例 15 图 3）；疗效评估：PD。

2020-07-20 我院免疫组化补充报告：HER2（IHC 3+/FISH 阳性）。

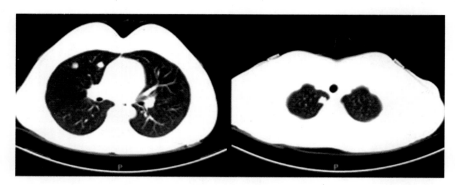

病例15图3　复查胸腹部CT

（二）专科查体

T 36.1℃，P 72 次 / 分，R 20 次 / 分，BP 95/70mmHg。BSA 1.58m²，BMI 21.34，PS 1 分，NRS（疼痛）0 分。

神志清，精神可，心肺查体无明显异常，全身皮肤巩膜无黄染。全腹稍膨隆，腹部可见陈旧性手术瘢痕，肝肋下未及，无压痛反跳痛，脾未触及肿大，肠鸣音正常，Murphy 征阴性，移动性浊音阴性。

（三）辅助检查

血常规提示：血红蛋白 92g/L。

肿瘤标志物：CA199 43.5U/ml。

肝肾功能、电解质、凝血功能、心肌酶谱、尿粪常规等基本正常。

二、诊疗过程

结合患者病史、体征、实验室和影像学检查，参考病理和基因检测结果，临床诊断为：直肠恶性肿瘤，$pT_2N_0M_{1a}$，Ⅳ A 期，RAS/RAF 野生型，HER2 阳性 pMMR。考虑患者既往多线治疗后，依据 2020 年 CSCO 指南关于 HER2 阳性晚期肠癌三线治疗推荐原则，于 2020-07-30 至 2020-09-11 行姑息三线曲妥珠单抗＋吡咯替尼方案治疗 3 周期：曲妥珠单抗 440mg 第 1 天＋吡咯替尼 400mg 1 次／日，口服，1 次/3 周。治疗后患者出现 G3 级腹泻，对症处理后好转。2020-09-28 复查胸腹盆 CT 增强：腹盆腔未见明显复发转移灶，两肺散在转移灶，较 2020-07-14 明显好转（最大径约 1.2cm）（病例 15图 4）；疗效评估：部分缓解（partial response，PR）。2020-09-28 至 2020-11-25 继续曲妥珠单抗＋吡咯替尼方案治疗 3 周期：曲妥珠单抗 440mg 第 1 天＋吡咯替尼 320mg 1 次／日，口服，1 次/3 周，治疗后仍后 G3 级腹泻，对症处理后好转。2020-12-28 复查胸腹盆 CT 增强：腹盆腔未见明显复发转移灶，两肺散在转移灶，较 2020-09-28 片部分稍缩小好转（最大径约 1.2cm）；疗效评估 PR。因患者治疗后仍有 G3 级腹泻，对症处理后好转，故继续吡咯替尼减量。2020-12-28 至 2021-05-07 曲妥珠单抗 440mg 第 1 天＋吡咯替尼 240mg 1 次／日，口服，1 次/3 周，治疗 5 周期。2021-05-31 胸腹盆 CT 增强：两肺散在转移灶，两肺少许慢性炎症，较 2020-12-28 片相仿（最大径约 1cm）；疗效评估：PR。2021-05-31 至 2021-08-20 曲妥珠单抗 440mg 第 1 天＋吡咯替尼 240mg 1 次／日，口服，1 次/3 周，治疗 3 周期。2021-08-19 胸腹盆 CT 增强：两肺散在转移灶，部分较 2021-05-31 片稍缩小（较大者长径约 8mm），腹盆腔未见明显复发转移灶（病例 15 图 5）；疗效评估：持续 PR。

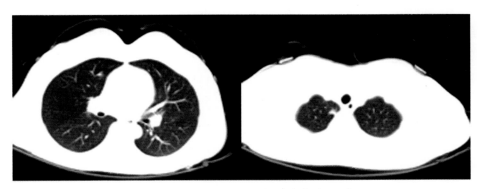

病例15图4　2020-09-28复查胸腹盆CT增强

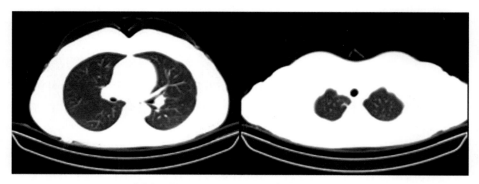

病例15图5　2021-08-19胸腹盆CT增强

三、病例讨论

1. HER2 阳性肠癌患者的流行病学特征？

结直肠癌是我国乃至全球最常见的消化道肿瘤之一，晚期结直肠癌仍然缺乏行之有效的治愈方法。尽管传统治疗方法也取得了明显进展，但晚期结直肠癌患者 5 年生存率仅有 12%[1]。随着对结直肠癌分子机制研究的深入，靶向药物和免疫药物治疗进展迅速，这对少见突变类型基因的结直肠癌患者带来了更精准和更有效的诊疗方案。

HER2 阳性（扩增 / 突变）结直肠癌是一类相对少见且特殊的结直肠癌。人表皮生长因子受体 2（human epidermal growth factor receptor 2，HER2）属于 HER/ERBB 家族，其基因定位于染色体 17q12-21.32 上，属于原癌基因。在临床上，肿瘤的 HER2 变异主要为 HER2 基因扩增，基因扩增可使基因拷贝数升高几十甚至上千倍不等，最终导致编码产物 HER2 蛋白质过度表达。HER2 在乳腺癌、胃癌和肺癌等多种肿瘤细胞中高度表达，在结直肠癌中相对较少，占 2% ~ 5%[2]。HER2 变异在结直肠癌中的预后作用仍存在争议，而且其在结直肠癌不同部位有所差异。2017 年 ASCO 一项摘要报道结直肠癌中的 HER2 变异，该研究采用全面基因组测序（comprehensive genomic profiling，CGP）检测 8874 例转移性结直肠癌患者，结果显示，433 例（4.9%）HER2 发生变异，其中 265 例（3.0%）为 HER2 扩增，164 例（1.9%）为 HER2 突变，4 例（0.5%）为 HER2 融合；直肠癌、男性、原发灶分期较晚和神经侵犯者 HER2 变异率较高[3]。

2. HER2 阳性的晚期肠癌患者，治疗方案的选择？

近年来，多项临床研究结果表明：双靶点抗 HER2 治疗、新型抗 HER2 TKI 以及 ADC 药物、双特异性抗体等均在 HER2 扩增型晚期肠癌中具有良好的应用前景[4]。最早 Bertotti 等研究发现 HER2 阳性结直肠癌 PDX 模型对西妥昔单抗和帕托珠单抗单药耐药，但拉帕替尼联合西妥昔单抗或帕妥珠单抗能够长期抑制肿瘤生长。基于上述结果开展的 HERACLES-A 研究纳入了 27 例 HER2 阳性晚期肠癌患者接受曲妥珠单抗联合拉帕替尼治疗，客观有效率达到 30%，74% 的患者疾病控制，中位 PFS 21 周[5]。类似的，在应用曲妥珠单抗联合帕妥珠单抗的篮子研究 Mypathway 研究中[6]，57 例 HER 扩增晚期结直肠癌中 32% 的患者疾病缓解，其中 RAS/RAF 野生型患者 ORR 为 40%，中位 PFS 5.3 个月（95% CI 2.7 ~ 6.1 个月）。2020 年发表的 HERACLES-B 研究中[7]，应用曲妥珠单抗联合 T-DM1 治疗标准治疗失败的 HER2 阳性晚期结直肠癌虽然客观有效率仅 9.7%，但疾病控制率（77.4%）和中位无进展生存期（4.1 个月）达到了与 HERACLES-A、Mypathway 研究接近的水平。T-DXd 是 HER2 靶向抗体曲妥珠单抗耦联拓扑异构酶抑制剂形成的 ADC 类药物，在多中心 Ⅱ 期研究 DESTINY-CRC01 研究中，78 例 RAS/BRAF 野生型二线及以上治疗失败的晚期肠癌患者接受 T-DXd 单药治疗，根据 HER2 IHC 表达及 ISH 扩增水平分为 3 个队列，队列 A 为 IHC 3+ 或 IHC 2+/ISH 扩增，队列 B 为 IHC 2+/ISH 无扩增，队列 C 为 IHC 1+，其中队列 A 客观有效率达到 45.3%，中位 PFS 为 6.9 个月，而队列 B 及队列 C 均未观察到有效患者[8]。除 ADC 类药物外，高选择性抗 HER2 小分子酪氨酸激酶抑制剂图卡替尼也受到了众多关注。2019 年 ESMO 会议上公布的 MOUNTAINEER 研究是一个多中心、单臂二期临床研究，应用图卡替尼联合曲妥珠单抗治疗 RAS 野生型 HER2 阳性晚期结直肠癌患者，截至数据公布时，22 例患者客观有效率为 55%，中位无进展生存期和总生存期分别达到了 6.2 个月和 17.3 个月[9]。

基于结直肠癌靶向抗 HER2 治疗的各项重要支持证据，2019 年 NCCN 指南即开始推荐既往治疗过的（二线及以上）mCRC 患者若 HER2 扩增阳性且 RAS 野生型，应接受曲妥珠单抗联合帕妥珠单抗或拉帕替尼的抗 HER2 治疗。2020 年，CSCO 指南也在姑息治疗三线方案中增加了抗 HER2 治疗（HER2 扩增）的 Ⅲ 级推荐。结合该例患者既往接受过二线的姑息化疗，综合考虑患者体能状况、基因状态、药物性价比及可及性，我们选用了赫赛汀联合小分子酪氨酸激酶抑制剂吡咯替尼的抗 HER-2 双靶治疗，并获得了满意的疗效。后续根据患者的体能以及各项实验室指标，积极联合化疗或者其他抗肿瘤药物治疗如免疫药物，或许能给部分患者带来更好的生存获益。在未来，如何精准筛选抗 HER2 治疗获益的结直肠癌人群、如何通过联合治疗的手段提高患者获益将是重要的研究方向。

四、病例点评

这是一例 HER2 阳性型、RAS/RAF 野生型晚期肠癌病例，一线予以姑息性减瘤手术及标准的姑息化疗联合爱必妥靶向治疗，但短期内出现疾病进展。后线选用抗 HER2 治疗后，肿瘤病灶持续性缩小。

在结直肠癌患者中，RAS、BRAF、HER2 等都是临床相关的生物学标志物，其在生存预后方面均有一定的预测作用。HER2 基因扩增或过表达虽然在结直肠癌患者中表达相对较少（2%～5%），然而临床前及临床证据均显示靶向 HER2 阳性的结直肠癌患者中有良好的治疗疗效且具有可耐受的安全性。此外，近年的临床试验结果也显示 HER2 基因扩增是抗 EGFR 靶向治疗耐药的有效预测因子。而目前靶向 HER2 基因的新型药物如抗体耦联类药物（DS-8021、T-DM1）、新型 TKIs（来那替尼和图卡替尼）和免疫治疗（疫苗、NK 细胞及 CAR-T 细胞）等，都在积极研究突破当中。随着最新研究的进展，抗 HER2 治疗可能会被应用到更早期的结直肠癌患者的全程治疗中去。

针对晚期肠癌患者，无症状原发灶是否需要切除以及最佳切除时机仍无共识，现有的指南和共识中也有其他的药物治疗方案：例如抗血管生成靶向药物。所以，真实世界的临床实践仍然需要重视多学科团队（multidisciplinary team，MDT）在长程管理整体布局中的作用。

（病例提供：甘　露　复旦大学附属中山医院）

（点评专家：徐　蓓　复旦大学附属中山医院）

参考文献

[1]Jemal, Ahmedin, Siegel, et al.Global Cancer Incidence and Mortality Rates and Trends-An Update[J].Cancer Epidemiology Biomarkers & Prevention A Publication of the American Association for Cancer Research, 2016, 25（1）: 16-27.

[2]Sophie C, Emmanuel K, Amandine C, et al.Targeting ERBB2 mutations in solid Tumors : biological and clinical implications[J].Journal of Hematology & Oncology, 2018, 11（1）: 86.

[3]Siena S, Sartore-Bianchi A, Marsoni S, et al.Targeting the human epidermal growth factor receptor 2（HER2）oncogene in colorectal cancer[J].Annals of Oncology, 2018.

[4]Megan G, Kelly C M, Andrea C.HER2: An emerging target in colorectal cancer[J].Current Problems in Cancer, 2018, 42（6）: 560-571.

[5]Sartore-Bianchi A, Trusolino L, Martino C, et al.Dual-targeted therapy with trastuzumab and lapatinib in treatment-refractory, KRAS codon 12/13 wild-type, HER2-positive metastatic colorectal cancer（HERACLES）: a proof-of-concept, multicentre, open-label, phase 2 trial[J].Lancet Oncology, 2016, 17（6）: 738-746.

[6]Meric-Bernstam F, Hurwitz H, Raghav K, et al.Pertuzumab plus trastuzumab for HER2-amplified metastatic colorectal cancer（MyPathway）: an updated report from a

multicentre，open-label，phase 2a，multiple basket study[J].The Lancet Oncology，2019，20（4）：518-530.

[7]Sartore-Bianchi A，Lonardi S，Martino C，et al.Pertuzumab and trastuzumab emtansine in patients with HER2-amplified metastatic colorectal cancer：the phase Ⅱ HERACLES-B trial[J].ESMO Open，2020，5（5）：e000911.

[8]Ss A，Mdb B，Kr C，et al.Trastuzumab deruxtecan（DS-8201）in patients with HER2-expressing metastatic colorectal cancer（DESTINY-CRC01）：a multicentre，open-label，phase 2 trial[J].The Lancet Oncology，2021，22（6）：779-789.

[9]Bitar L，Zouein J，Haddad FG，et al.HER2 in metastatic colorectal cancer：a new to target to remember[J].Biomarkers in Medicine，2021，15（9）：133-136.

肝胆肿瘤

病例16　反复复发肝内胆管细胞癌综合治疗

一、病历摘要

（一）病史简介

患者男性，50岁，因"体检发现肝占位1周"入院。

患者无腹痛腹胀、恶心、呕吐、发热寒战、皮肤黄染、腹泻、黑便等不适。外院超声示肝占位（约9cm），为进一步诊治至我院。患者既往体健，否认乙肝病史，否认恶性肿瘤家族史。

（二）专科查体

T 36.6℃，P 80次/分，R 18次/分，BP 120/80mmHg。BMI 24.3，BSA 1.89m^2；PS 0分，NRS（疼痛）0分。

神清，精神可，心肺正常，全腹平软，无压痛及反跳痛，肝脾未触及肿大，肠鸣音正常。Murphy征阴性，移动性浊音阴性。

（三）辅助检查

血常规、凝血功能、肝肾功能正常。血肿瘤标志物甲胎蛋白（AFP）、CA199、CEA均在正常值范围内。乙肝两对半、丙肝：阴性。Child-Pugh评分5分，A级。

入院完善上腹部增强MRI检查提示肝左右叶交界处恶性肿瘤（胆管细胞源性或转移机会大），大小9.5cm×5.2cm，伴肝门部淋巴结稍大（病例16图1）。

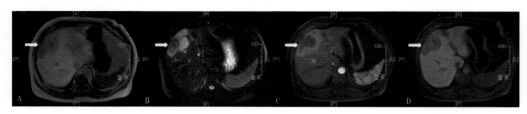

病例16图1　上腹部MRI平扫＋增强

A：T$_1$平扫；B：T$_2$；C：T$_1$动脉期；D：T$_1$门脉期。

二、诊疗过程

2016 年 8 月我院肝外科行全身麻醉下肝中叶切除术＋胆囊切除术＋区域淋巴结清扫术，术后病理提示肝内胆管细胞癌，切缘阴性，淋巴结转移（3/7）。术后患者行 GEMOX 方案辅助化疗（吉西他滨 1000mg/m^2 第 1 天、第 8 天，奥沙利铂 130mg/m^2 第 1 天，每 3 周一次）共 6 周期。

2017 年 4 月，随访上腹部增强 MRI 提示肝右叶一枚复发灶（大小约 1.0cm）（病例 16 图 2）。予以行肝右叶部分切除术，术后病理仍然为肝内胆管细胞癌，免疫组化（16S31793）：CD34（血管 +），AFP（+），CK19（+），Ki-67（45% 阳性），hepatocytes（-），glypican-3（-），arginase-1（-），PD-1（肿瘤 -，间质 5%+），PD-L1[E1L3W]（肿瘤 -，间质 15%+），PD-L1{SP142}（肿瘤 -，间质 20%+）。术后患者口服希罗达（1000mg/m^2 2 次/日，第 1 ～第 14 天，每 3 周 1 个周期）。

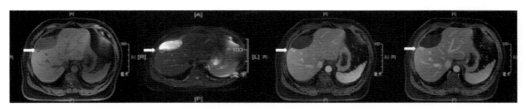

病例16图2　腹部MRI平扫＋增强提示肝内复发（箭头所指）

2017 年 9 月，随访时再次出现肝内复发，调整化疗方案为白蛋白结合型紫杉醇（125mg/m^2，第 1 天、第 8 天）＋吉西他滨（1000mg/m^2，第 1 天），每 3 周进行，共 6 个周期。化疗后影像学评估为病情稳定（stable disease，SD）。

2018 年 3 月，随访上腹部 MRI 平扫＋增强提示肝内病灶较前增大（病例 16 图 3）。患者分别于 2018 年 3 月、2018 年 5 月于我院肝内科行 2 次肝动脉化疗栓塞术，术后再次评估发现肝内原病灶较前相仿，但出现新发病灶，总体考虑进展（disease progression，PD）。

2018 年 8 月行全身麻醉下开腹肝肿瘤射频消融治疗。术后 1 个月再次复查增强腹部 MRI 提示肝内原病灶坏死，下腔静脉旁新发复发灶（病例 16 图 4）。

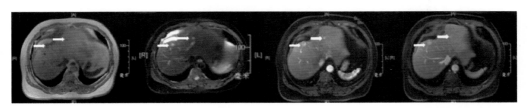

病例16图3　腹部MRI平扫＋增强示肝内复发灶较前增大、增多（箭头所指）

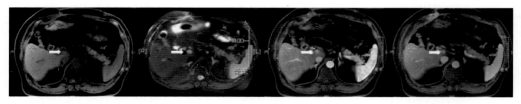

病例16图4　腹部MRI平扫＋增强示术后下腔静脉旁新发复发灶（箭头所指）

2018-09-28 患者开始阿帕替尼（250mg 2 次 / 日口服）靶向联合卡瑞利珠单抗（200mg 1 次 /2 周）免疫治疗。2 周后因乏力及高血压 AE3 级，控制不佳，下调阿帕替尼剂量至 250mg 1 次 / 日。

2018 年 12 月评估患者获得影像学完全缓解（complete response，CR），肝内病灶完全消失，并且疗效持续 8 个月。2019 年 6 月起调整卡瑞利珠单抗用药间隔为 1 次 /3 周，剂量不变。

2019 年 7 月上腹部增强 MRI 提示肝内新发病灶并腹腔淋巴结转移（病例 16 图 5A、病例 16 图 5C）。随后卡瑞利珠单抗恢复为 1 次 /2 周，2019 年 11 月评估影像学提示肝内病灶较前缩小，腹腔淋巴结坏死；总体评价疾病稳定（SD），持续至 2020 年 2 月（病例16 图 5B、病例 16 图 5D）。

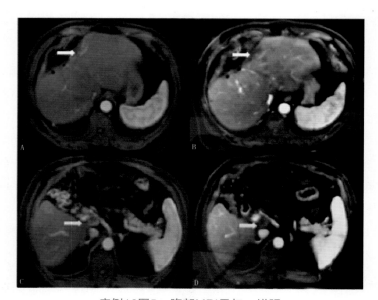

病例16图5　腹部MRI平扫＋增强

A：肝内新发复发灶；B：肝内病灶缩小；C：腹腔淋巴结转移；D：腹腔淋巴结坏死。

此后患者出现肿瘤标志物 CA199 及 CEA 逐渐升高，至 2020 年 5 月分别自阴性升高至 89.4U/ml 及 67.5mg/ml。上腹部 MRI 增强示肝内病灶增多增大（病例 16 图 6A、病例 16 图 6C)。2020 年 6 月患者遂入院行超声引导下肝占位活检,并行二代基因测序,病理考虑肝内胆管细胞癌,测序结果:IDH1 突变(+),PD-L1 低,TMB 低,MSI-L。因国内无可获得的 IDH1 基因靶向药物,因此自 2020 年 6 月起停用阿帕替尼,换用仑伐替尼(8mg 1 次/日)口服,继续联合卡瑞利珠单抗(200mg,1 次/2 周)治疗。

2020 年 8 月复查 CA199 及 CEA 恢复至正常范围,上腹部增强 MRI 示肿瘤强化减弱,总体评估 SD(病例 16 图 6B、病例 16 图 6D)。继续仑伐替尼联合卡瑞利珠单抗治疗,此后 2~3 个月规则评估病情至 2021 年 3 月,影像学评估持续 SD。

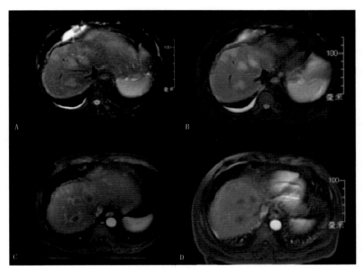

病例16图6 腹部MRI平扫＋增强

A、C:肝内病灶增多增大;B、D:病灶强化整体减弱,大小较前相仿。

三、病例讨论

肝内胆管细胞癌(intrahepatic cholangiocarcinoma,ICC)是第二常见的肝脏原发恶性肿瘤,是起源于二级胆管及其分支上皮的腺癌,具有恶性程度高、预后差的特点。不能手术切除的患者 5 年生存率为 5%~10%[1]。ICC 早期一般无症状,进展期可能出现梗阻性黄疸或胆管炎性症状。CA199 对肿瘤的诊断,评估肿瘤的切除性、预后具有一定意义。明确诊断依赖于影像学和病理诊断。早期的 ICC 推荐手术切除治疗,除 R0 切除者,均推荐术后辅助化疗和(或)放疗。局部治疗如肝动脉化疗栓塞术及局部消融治疗的有效性尚不清楚[2]。对于不能手术切除的胆道肿瘤,各大指南(包括 NCCN、CSCO、ESMO)均推荐临床试验、系统治疗或最佳支持治疗为首选的治疗方法[3]。对于系统化疗,吉西他滨联合顺铂是首选的一线系统治疗。目前仍无明确的二线治疗推荐。基于 ABC-06 研究,二线及以上可考虑氟尿嘧啶为基础或吉西他滨为基础的化疗方案。

近年来有研究显示白蛋白紫杉醇联合顺铂及吉西他滨在进展期胆道肿瘤中显示出了疗效优势，疾病控制率达到84%，中位无进展生存期达11.8个月，中位生存期达19.2个月，但有显著的不良反应[4]。近年来，随着基因测序技术的推广及分子生物学技术的发展，靶向针对胆道肿瘤的新药推陈出新。根据MOSCATO-01试验的结果，约有68%胆道肿瘤的患者中能检测到有意义的分子靶标，对应不同的系统治疗药物，其总缓解率及疾病控制率分别可达33%及88%[5]。NCCN推荐对于MSI-H的患者，可考虑帕博利珠单抗治疗，更多免疫检查点抑制剂运用于胆道肿瘤的临床试验正在进行中。在临床运用过程中，也陆续有免疫抑制剂联合局部治疗，如放疗等获得令人鼓舞的疗效的报道[6]。FGFR2基因融合或重排在胆管细胞癌中占10%～16%，其突变与预后较好相关[7]。Pemigatinib近期被FDA批准用于FGFR2融合或重排的，一线治疗失败，不可切除的局部进展或转移的胆管细胞癌[8]。Infigratinib、Futibatinib、Erdafitinib等更多FGFR靶向药物正在临床试验过程中，初步获得了令人鼓舞的结果。IDH1基因突变的发生率为10%～23%，在胆管肿瘤中具有明显的特异性[9]。IDH1抑制剂Ivosidenib（AG-120）在临床试验中获得了较好的疗效，并显示了良好的耐受性[10]。其他酪氨酸激酶抑制剂方面，仑伐替尼、瑞戈非尼、索拉非尼等单药治疗的效果欠佳，但联合治疗显示了令人鼓舞的效果。仑伐替尼联合帕博利珠单抗、仑伐替尼联合GEMOX方案化疗及特瑞普利单抗均获得了较好的疾病控制率及缓解率[11]。因此，联合治疗是治疗进展期胆道恶性肿瘤的发展趋势。

本例患者在根治性切除术后，反复复发，标准系统化疗失败后开始卡瑞利珠单抗联合阿帕替尼靶向治疗，用药后无进展生存期长达17个月，随后出现肿瘤标志物升高及肿瘤进展。对复发肿瘤进行肿瘤活检并二代测序，并换用仑伐替尼联合卡瑞利珠单抗，病情再次稳定，获得7个月的疾病控制。由此，我们认为免疫检查点抑制剂治疗联合靶向治疗在复发难治性肝内胆管细胞癌中可能具有较好的疗效，联合治疗是晚期胆道恶性肿瘤的治疗新趋势。尽管基因测序的结果具有一定的指导意义，但PD-L1的表达阴性，并不能一概推断免疫治疗无效，本例患者尽管TMB不高、PD-L1阴性，MSS状态，但仍从免疫治疗中明显获益。

四、病例点评

肝内胆管细胞癌总体预后较差，即便初次就诊能够R0切除，术后复发率也较高，且容易早期发生远处转移。一旦复发或转移，后续缺乏较有效的治疗方法。传统的含吉西他滨的化疗有效率不高，吉西他滨联合顺铂用于一线治疗胆管细胞癌只有11.7个月的生存期。因此，近年来对于晚期胆管细胞癌的药物治疗进行了大量的探索。

本例患者第一次手术切除后，反复肝内复发，先后使用了吉西他滨、奥沙利铂、卡培他滨和白蛋白紫杉醇等药物，同时也结合了 TACE、局部消融等局部治疗手段，但是肿瘤控制的时间都不长，且出现淋巴结转移。在使用阿帕替尼和抗 PD-1 单抗治疗后，获得了长达 17 个月的疾病控制，改善了生活质量。目前在晚期不可切除的胆管细胞癌中，开展了较多的靶向治疗、免疫治疗或靶向免疫联合治疗的临床研究，如瑞戈非尼、索凡替尼；帕博利珠单抗、纳武利尤单抗；以及阿帕替尼联合卡瑞利珠单抗、仑伐替尼联合帕博利珠单抗等，相信等最终研究结果揭晓，会给晚期胆管细胞癌的治疗带来很大的突破。

　　胆管细胞癌的精准治疗也是目前的一个研究热点，现有的研究结果表明胆管细胞癌的基因突变可能成为潜在的治疗靶点。像 FGFR 融合突变、IDH1 突变或 HER2 扩增等，如果检测到相关基因的异常，进行精准治疗的话，生存时间将显著延长。本例患者检测到有 IDH1 突变，如果能够给予相应的抑制剂治疗，可能有更好的疗效。但因为药物的不可及（IDH1 抑制剂目前国内未上市），患者在疾病再次进展后，只能改用仑伐替尼联合卡瑞利珠单抗治疗，再次获得疾病控制，总体而言治疗效果还是不错的，已经超过了 5 年的生存时间。

（病例提供：黄佩新　朱小东　复旦大学附属中山医院）

（点评专家：陈　漪　复旦大学附属中山医院）

参考文献

[1]Al Mahjoub A，Bouvier V，Menahem B，et al.Epidemiology of intrahepatic，perihilar，and distal cholangiocarcinoma in the French population[J].Eur J Gastroenterol Hepatol，2019，31（6）：678-684.doi：10.1097/MEG.0000000000001337.

[2]Razumilava N，Gores GJ.Cholangiocarcinoma[J].Lancet，2014，383（9935）：2168-2179.doi：10.1016/S0140-6736（13）61903-0.

[3]Waisberg DR，Pinheiro RS，Nacif LS，et al.Resection for intrahepatic cholangiocellular cancer：new advances[J].Transl Gastroenterol Hepatol，2018，3：60.doi：10.21037/tgh.2018.08.03.

[4]Shroff RT，Javle MM，Xiao L，et al.Gemcitabine，Cisplatin，and nab-Paclitaxel for the Treatment of Advanced Biliary Tract Cancers：A Phase 2 Clinical Trial[J].JAMA Oncol，2019，5（6）：824-830.doi：10.1001/jamaoncol.2019.0270.

[5]Verlingue L，Malka D，Allorant A，et al.Precision medicine for patients with advanced biliary tract cancers：An effective strategy within the prospective MOSCATO-01 trial[J].Eur J

Cancer，2017，87：122-130.doi：10.1016/j.ejca.2017.10.013.

[6]Qianqian Z，Chen Y，Du S，et al.Integration of radiotherapy with anti-PD-1 antibody for the treatment of intrahepatic or hilar cholangiocarcinoma：reflection from four cases[J].Cancer biology & therapy vol，2021，22（3）：175-183.doi：10.1080/15384047.2020.1834792.

[7]Farshidfar F，Zheng S，Gingras MC，et al.Integrative Genomic Analysis of Cholangiocarcinoma Identifies Distinct IDH-Mutant Molecular Profiles[J].Cell Rep，2017，18（11）：2780-2794.doi：10.1016/j.celrep.2017.02.033.

[8]Abou-Alfa GK，Sahai V，Hollebecque A，et al.Pemigatinib for previously treated，locally advanced or metastatic cholangiocarcinoma：a multicentre，open-label，phase 2 study[J].Lancet Oncol，2020，21（5）：671-684.doi：10.1016/S1470-2045（20）30109-1.

[9]Wang P，Dong Q，Zhang C，et al.Mutations in isocitrate dehydrogenase 1 and 2 occur frequently in intrahepatic cholangiocarcinomas and share hypermethylation targets with glioblastomas[J].Oncogene，2013，32（25）：3091-3100.doi：10.1038/onc.2012.315.

[10]Abou-Alfa GK，Macarulla T，Javle MM，et al.Ivosidenib in IDH1-mutant，chemotherapy-refractory cholangiocarcinoma（ClarIDHy）：a multicentre，randomised，double-blind，placebo-controlled，phase 3 study[J].Lancet Oncol，2020，21（6）：796-807.doi：10.1016/S1470-2045（20）30157-1.

[11]Lin Jianzhen，Yang X，Long J，et al.Pembrolizumab combined with lenvatinib as non-first-line therapy in patients with refractory biliary tract carcinoma[J].Hepatobiliary surgery and nutrition vol，2020，9（4）：414-424.doi：10.21037/hbsn-20-338.

病例17 肝细胞癌序贯靶向联合免疫治疗

一、病历摘要

（一）病史简介

患者女性，54岁，因"体检发现肝占位"于2017年9月至我院就诊。患者自觉无明显不适主诉，无腹痛，无恶心、呕吐、发热寒战、皮肤黄染、腹泻、黑便等不适。患者既往有乙肝病史，未抗病毒治疗。否认恶性肿瘤家族史。

（二）专科查体

T 36.4℃，P 72次/分，R 18次/分，BP 115/72mmHg。BSA 1.74m^2，BMI 25.34，PS 0分，NRS（疼痛）0分。

心肺正常，腹平软，无压痛及反跳痛，肠鸣音正常。Murphy 征阴性，移动性浊音阴性。

（三）辅助检查

血常规：白细胞 4.92×10^9/L，血红蛋白 152g/L，血小板 76×10^9/L。

肝功能：总胆红素 26.3μmol/L，直接胆红素 8.2μmol/L，谷草转氨酶 60U/L，谷丙转氨酶 15U/L，白蛋白 46g/L。

肿瘤标志物：AFP > 60 500ng/ml，异常凝血酶原 15 092mAU/ml。

乙肝五项：HBsAg（＋），HBsAb（－），HBeAb（＋），HBeAg（＋），HBcAb（＋）。HBV-DNA：8.71×10^4。

完善影像学检查，2017-09-23 腹部 MRI 平扫＋增强，显示肝右叶巨块占位（12cm），肝左叶血管瘤（未显示）（病例 17 图 1）。

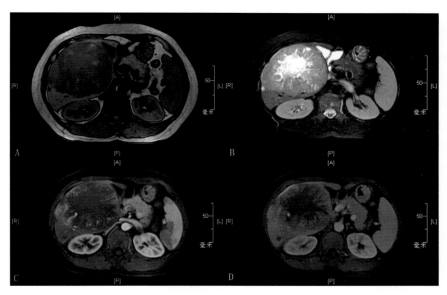

病例17图1　腹部MRI平扫＋增强（2017-09-23）

A：T_1 期；B：T_2 期；C：动脉期；D：门脉期。

二、诊疗过程

结合患者上述现病史、体征和实验室检查，临床诊断为：肝细胞癌（CNLC Ⅰb，PS 0 分，Child-Pugh A 级）；乙肝后肝硬化；肝血管瘤。

入院后完善相关检查并排除手术禁忌后，于 2017-09-28 联合麻醉下行"肝右叶特殊肝段切除（Ⅴ、Ⅵ段）＋胆囊切除术"。术后病理：（肝右叶）肝细胞肝癌，Ⅲ级，伴坏死，切缘未见癌累及，脉管内见癌栓，AFP（＋），ARG（部分＋），Ki-67（60% 阳性），

PD-1（肿瘤 -，间质 3%+），PD-L1（肿瘤 -，间质 1%+）。患者 HBV-DNA 升高，同时予恩替卡韦抗病毒治疗。甲胎蛋白、异常凝血酶原都降至正常。考虑病理提示有脉管内癌栓，患者 2017-10-31 在当地医院行辅助性 TACE，造影未见肿瘤染色。术后患者规律随访，甲胎蛋白、异常凝血酶原都降至正常。

2018-01-08 复查，甲胎蛋白 1040.0ng/ml，异常凝血酶原 637mAU/ml，均较前明显升高。上腹部 MRI：肝右叶 MT 切除术后，手术区局部积液；肝右叶多枚复发灶；肝内多发血管瘤。

患者肝细胞癌术后复发，遂于 2018 年 1 月及 2018 年 3 月行 TACE，2018 年 2 月开始联合靶向治疗，索拉非尼 400mg/ 次，每日 2 次，期间因血小板降低，反复治疗后无明显好转，血小板最低至 $23 \times 10^9/L$，予以特比澳（重组人血小板生成素注射液）等升血小板治疗后好转，之后索拉非尼减量至 200mg/ 次，每日 2 次。2018 年 4 月复查甲胎蛋白 155.8ng/ml，明显下降。腹部 MRI：肝右叶多枚复发灶较前缩小。病情评估 SD。

2018 年 7 月患者再次复查，肿瘤标志物：甲胎蛋白 959ng/ml，异常凝血酶原 2093mAU/ml；均较前升高。腹部 MRI：肝内病灶基本坏死，肝内多发血管瘤。两肺多发转移瘤。2018-07-30 行 TACE + BAI（支气管动脉灌注化疗），术中造影肝内见小的肿瘤染色灶，予化疗药物及碘油栓塞，术程顺利。术后继续索拉非尼治疗。

2018-09-17 患者随访，肿瘤标志物：甲胎蛋白 1827ng/ml，异常凝血酶原 971mAU/ml；影像学检查腹部 MRI：肝内未见复发病灶，两肺多发转移和前相仿（病例 17 图 2）。因肝内病灶基本坏死，肺转移灶稳定，继续索拉非尼治疗。

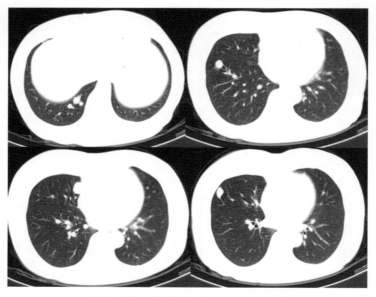

病例17图2　胸部CT（2018-09-17）

2019 年 1 月患者随访，肿瘤标志物：甲胎蛋白 4875ng/ml，异常凝血酶原 3923mAU/ml；腹部 MRI：肝左外叶小复发灶可能；肝内多发血管瘤；胸部 CT：两肺多发转移，较前增大增多。从 2018 年 2 月至 2019 年 1 月，患者索拉非尼联合介入治疗，基本稳定。但目前肿瘤标志物明显升高，肝内出现新发病灶，肺内病灶增大增多，考虑病情进展，于 2019-01-03 再次行 TACE，同时给予二线靶向治疗，瑞戈非尼 80mg/ 次，每日 1 次。因患者既往靶向药物服用后有血小板降低史，换用二线治疗后，建议患者密切随访血常规、肝功能、肾功能。

患者 2019-03-01 随访，肿瘤标志物：甲胎蛋白 10 965ng/ml，异常凝血酶原 9502mAU/ml。腹部 MRI：肝右叶 MT 综合治疗后，肝左外叶复发灶，较前片增大；胸部 CT 两肺转移灶较前增大。姑息二线治疗后疾病进展，姑息三线予以特瑞普利单抗，240mg/ 次，每 3 周 1 次联合瑞戈非尼 80mg/ 次，每日 1 次口服。用药后，患者出现血小板明显减低，给予特比澳升血小板后好转，瑞戈非尼改为 40mg/ 次，每日 1 次口服。2020 年 4 月随访，甲胎蛋白已降至正常，腹部 MRI 及胸部 CT 示病灶均较前缩小，并保持稳定。目前患者仍使用瑞戈非尼 40mg/ 次每日 1 次，联合特瑞普利单抗，240mg/ 次，每 3 周 1 次方案治疗中，病情评估 PR，并仍在治疗中。末次评估 2021 年 3 月 MRI 和 CT 都和前片相仿，自 2019 年 6 月第一次评估 PR，至今共 21 个月。治疗过程中，患者除血小板降低及皮肤轻度瘙痒外，无明显不适主诉，目前患者一般情况良好，耐受程度好，肝功能无明显异常。

三、病例讨论

目前肝细胞癌的治疗模式已向多元化发展[1]，进入百花齐放的新时代。其中，系统治疗是中晚期肝癌治疗的重要手段。治疗方案的数据众多，既给临床医生和患者带来了更多选择和机会，也同时给最佳个体化治疗方案的制订和选择，带来了巨大的挑战[2]。本例患者术后早期复发，复发后介入联合索拉非尼一线靶向治疗效果良好，肝内病灶达影像学完全缓解，此后出现肺内转移，因血小板减少多次暂停用药并降剂量使用靶向治疗且肝内稳定，继续介入联合一线靶向治疗，病情持续稳定达 6 个月后，出现肝内复发，并肺内进展，评估病情 PD 后换用二线瑞戈非尼治疗，单药仍出现疾病进展，开始联合免疫治疗，此后出现病情的持续缓解，达 21 个月。此病例是一例肝癌术后早期复发，局部联合一线、二线靶向序贯治疗，进展后，联合免疫治疗后持续缓解的患者，是一例综合治疗有效的病例。

靶向联合免疫治疗是目前中晚期肝癌研究的热点和方向。一项仑伐替尼联合帕博利珠单抗治疗不能切除的肝细胞癌患者的 I 期临床研究显示（纳入 104 名患者），联合用药的客观缓解率和中位疾病控制时间分别达到 46% 和 8.6 个月（根据 mRECIST 评估标准）[3]。另一项阿替利珠单抗联合贝伐珠单抗在不能切除的肝细胞癌中的Ⅲ期研究中（IMbrave150）也显示出令人鼓舞的抗肿瘤疗效和安全性，相比一线索拉非尼单药治疗，获得了更为优越的中位总生存期和中位无进展生存时间[4]。

总体而言，多模式联合治疗是目前肿瘤治疗的趋势，在控制安全性的前提下，能为患者提供更好的疗效。中期肝癌，在局部介入治疗的基础上，早期联合靶向治疗，可以获得更好的疗效，达到更佳的疾病控制；晚期肝癌的患者，高效的靶向联合免疫治疗，能显著延长患者的生存时间。

四、病例点评

患者体检发现肝脏单发早期肝癌，进行了手术切除，但术后病理提示脉管癌栓，表明存在高复发转移风险。术后 TACE 造影确实未见肿瘤染色，但无病生存期（DFS）仅 3 个月余肝癌复发。一线索拉非尼联合局部 TACE 对肝脏病灶控制良好，无进展生存期（PFS）11 个月。后患者肝左叶新发病灶且肺转移增大增多，疗效评估为 PD 进入二线治疗。

目前 NCCN 指南、CSCO 指南Ⅰ级推荐瑞戈非尼作为晚期肝癌二线治疗选择。RESORCE 研究[3]首次确立了肝癌二线靶向治疗的标准。在这项国际、多中心、随机、双盲、Ⅲ期研究中，患者按 2 : 1 随机入组给予瑞戈非尼或安慰剂治疗，结果显示，对于既往能耐受索拉非尼且治疗后进展，肝功能 Child–Pugh A 级肝癌患者，瑞戈非尼组中位总生存期（OS）达到 10.6 个月，较对照组显著延长 2.8 个月，死亡风险显著降低 37%。后续探索性分析显示，晚期肝癌患者一线接受索拉非尼治疗，进展后使用瑞戈非尼的患者中位 OS 长达 26 个月，较对照组 19.2 个月相比显著延长了 6.8 个月。至此，一线索拉非尼序贯二线瑞戈非尼全程管理模式应运而生，现已得到临床的普遍认可。

本例患者一线治疗进展后更换了瑞戈非尼治疗，2 个月后疗效评估并不理想。原因可能与肿瘤负荷较大有关。临床实践中对于药物的使用除了评估其效果还要考虑药物的作用机制。瑞戈非尼是泛靶点靶向药物，具有抗肿瘤血管生成、抗肿瘤细胞增生、抗肿瘤转移、抗免疫抑制等多方面的作用。抗血管生成可使肿瘤血管正常化，从而产生更均匀的灌注肿瘤血管分布，这样有利于促进 T 细胞（包括 CD_4^+ 辅助 T 细胞、CD_1^+ 细胞毒性 T 细胞及 NK 细胞）的浸润，同时减少 MDSC 和 Treg 的积累；通过改善血管灌注，可减轻缺氧和酸中毒，促进 TAM 由 M2 促肿瘤表型向 M1 抗肿瘤表型转化，将免疫抑制肿瘤微环境转化为免疫增强[5]。因此在瑞戈非尼单药治疗效果不满意时并没有匆忙停药而是联合 PD-1 单抗继续使用，就是利用了瑞戈非尼与 PD-1 单抗联合相互协同的抗肿瘤机制。事实证明，联合用药后患者 AFP 下降，影像学肿瘤缩小，并且 PFS 已经超过 23 个月。联合治疗出现了 3 级不良反应，但通过对症处理，血常规恢复，后续瑞戈非尼减量后效果依然可以持续，这也提示我们在联合治疗时，化疗或靶向药物是否有必要足量使用。

在后续治疗选择有限时，不要轻易放弃一个药物。当然联合用药会面临不良反应增加的风险，应该充分考虑不良反应谱，衡量获益风险比。希望可以有更多的循证学证据为临床联合用药提供支持。

（病例提供：周颖婷　陈　漪　复旦大学附属中山医院）

（点评专家：王艳红　复旦大学附属中山医院）

参考文献

[1]Thaiss CA，Levy M，Grosheva I，et al.Hyperglycemia drives intestinal barrier dysfunction and risk for enteric infection Science[J].Science，2018，359（6382）：1376-1383.

[2]Waisberg DR，Pinheiro RS，Nacif LS，et al.Resection for intrahepatic cholangiocellular cancer：new advances[J].Transl Gastroenterol Hepatol，2018，3：60.

[3]Finn RS，Ikeda M，Zhu AX，et al.Phase Ib Study of Lenvatinib Plus Pembrolizumab in Patients With Unresectable Hepatocellular Carcinoma[J].J Clin Oncol，2020，38（26）：2960-2970.doi：10.1200/JCO.20.00808.

[4]Finn RS，Qin S，Ikeda M，et al.Atezolizumab plus bevacizumab in unresectable hepatocellular carcinoma[J].N Engl J Med，2020，382（20）：1894.

[5]Yingru Zhang，Yiyang Zhao，Qi Li，et al.Macrophages，as a Promising Strategy to Targeted Treatment for Colorectal Cancer Metastasis in Tumor Immune Microenvironment. Front[J].Immunol，2021，12：685978.

病例18　肝细胞癌肺转移免疫单药治疗

一、病历摘要

（一）病史简介

患者男性，74 岁，因"肝胞癌术后 8 年余复发"于 2019 年 9 月入院。

2011 年 8 月，患者因上腹部不适就诊，影像学检查提示肝右叶恶性肿瘤，遂于 2011-08-31 外院行肝右叶特殊肝段切除术（Ⅷ段），术程顺利恢复可。术后病理：肝细胞癌，Ⅱ～Ⅲ级，周围肝 G3S4。

2019 年 9 月随访影像学提示肿瘤复发，为进一步诊治就诊。

既往史：患者 2000 年发现酒精性肝硬化，否认病毒性肝炎史；于同年发现糖尿病，目前口服二甲双胍及拜唐苹治疗，平素血糖控制可；2011 年发现脑梗死，并遗留脑梗死后癫痫后遗症。

（二）专科查体

T 36.5℃，P 88 次 / 分，R 19 次 / 分，BP 124/85mmHg。BSA 1.70m^2，BMI 22.41，PS 2 分，NRS（疼痛）1 分。

心肺正常，全腹平软，无压痛及反跳痛，肝脾未触及肿大，肠鸣音正常。Murphy 征阴性，移动性浊音阴性。

（三）辅助检查

肿瘤标志物：甲胎蛋白 48.8ng/ml，肝功能、血常规未见明显异常。2019-09-04 我院腹部 MRI 平扫＋增强：肝右叶近膈顶及右后叶新发恶性肿瘤，门脉主干及肝内分支广泛血栓形成伴门脉海绵样变（病例 18 图 1）。

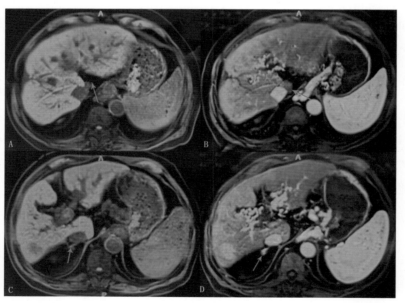

病例18图1　肝右叶近膈顶（A、B）及肝右后叶（C、D）新发病灶

二、诊疗过程

诊断：肝细胞癌 BCLC B 期，PS 2 分，NRS 1 分。

2019-09-24 行 TACE 术：造影见肝右叶 2 枚肿瘤染色，微导管超选至肝右动脉肿瘤血管支，予洛铂 30mg ＋碘油 5ml，以及 350 ～ 560μm 吸收性明胶海绵颗粒 1/2 瓶栓塞。术程顺利，术后患者规律随访。

　　同时，患者因门脉主干及肝内分支广泛血栓形成伴门脉海绵样变，给予低分子肝素 4100U、每日一次抗凝治疗 4 周，2019 年 10 月调整为华法林 2.5mg、每日一次口服抗凝治疗，定期监测血常规和出凝血时间、INR 等。

　　2019-12-04 随访，肿瘤标志物：甲胎蛋白 16.9ng/ml（降至正常范围内），腹部 MRI 平扫＋增强：肝恶性肿瘤治疗后，较 2019-09-03 片右叶近膈顶及右后叶病灶大部分坏死（病例 18 图 2）。

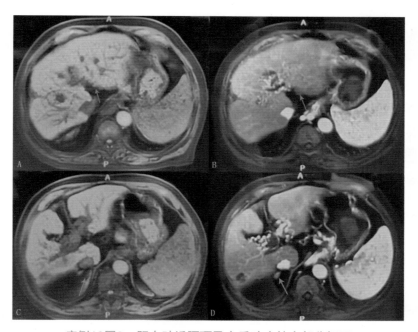

病例18图2　肝右叶近膈顶及右后叶病灶大部分坏死

　　A、B：肝右叶近膈顶病灶；C、D：肝右后叶病灶。

　　2020-05-07 随访，肿瘤标志物：甲胎蛋白 2549ng/ml；腹部 MRI 平扫＋增强：肝右叶多发活性灶，门脉及肝内分支广泛血栓形成伴门脉海绵样变（病例 18 图 3）；胸部 CT 两肺多发小结节（转移可能）（病例 18 图 4）。

　　此时，患者疾病进展为：肝细胞癌 CNLC Ⅲb 期、BCLC C 期、PS 2 分，NRS 3 分。因该患者肝硬化较重，治疗过程中反复出现腹腔积液，胸腔积液；血小板减少，最低曾达 27×10^9/L；Child-pugh B 期 8 分（腹腔积液，PT 延长），建议保守治疗。但是和家属反复沟通后，家属要求积极治疗。考虑患者内科合并疾病较多，脑梗死后遗症且长期口服华法林，经医疗团队讨论后，给予尝试免疫单药治疗。

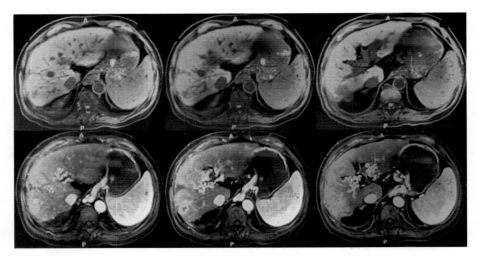

病例18图3 肝右叶多发活性灶

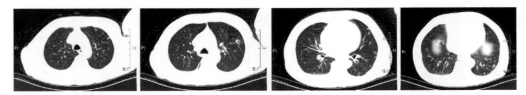

病例18图4 双肺多发结节，转移可能

2020-05-21起予加用替雷利珠单抗 200mg/ 次，每 3 周 1 次，密切随访血常规肝肾功能、凝血功能等。2020-07-18 随访，肝内病灶及肺内病灶，均较前缩小（病例 18 图5，病例 18 图 6 ）。

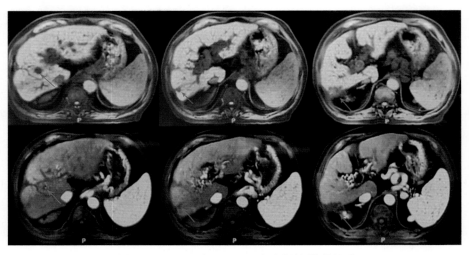

病例18图5 肝脏MRI示肝内病灶均较前缩小

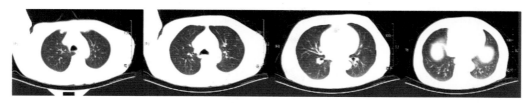

病例18图6 胸部CT示肺内病灶较前缩小

从 2020 年 5 月至 2021 年 6 月，定期使用替雷利珠单抗治疗，随访 AFP 显著下降，2020-07-27 降至正常，目前维持在正常范围内（病例 18 图 7）。

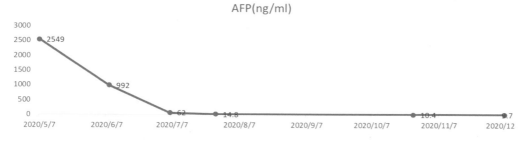

病例18图7 2020年5月至2021年6月甲胎蛋白（AFP）逐步下降

2021 年 4 月随访，腹部增强 CT 显示：肝脏病灶基本坏死，门脉系统血栓形成伴海绵样变，门脉高压伴侧支循环开放，肝硬化脾大，腹腔少量积液，胆囊结石（病例 18 图 8）。胸部 CT 显示肺内转移灶与 2020 年 7 月相仿。

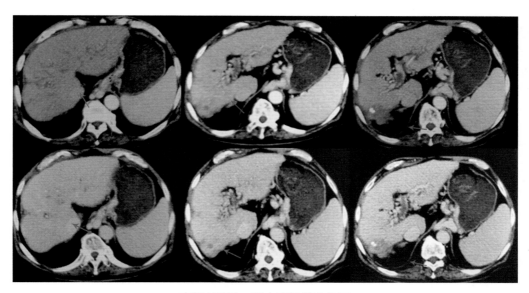

病例18图8 肝内病灶基本坏死

治疗过程中，没有特别不适，血常规（基线血小板低于 $30 \times 10^9/L$ ）基本和基线相似，肝肾功能等和基线相比也没有明显变化。

三、病例讨论

全世界每年大约有 81 万肝细胞癌患者死亡[1]。在恶性肿瘤相关致死疾病中排名前5 位，其中中国的死亡人数已占 50% 以上，肝细胞癌在原发性肝癌分型中占 85% 左右[2]，肝细胞癌已成为关乎全民健康的严重问题。肝细胞癌的系统药物治疗经历了最初的细胞毒性药物、小分子酪氨酸激酶抑制剂到现在的免疫检查点抑制剂，促进肿瘤治疗的模式发生重大改变。免疫治疗的兴起为肝细胞癌的治疗提供了新武器，其实用价值亦得到越来越多的肯定和关注[3]。目前已经获批的晚期肝癌治疗药物如病例 18 表 1（尚未纳入最近更新的 T＋A 联合治疗）。

病例18表1　目前已获批的晚期肝癌治疗药物

	治疗类型	药物 / 方案	研究	期别	样本	mPFS/TTP	mOS	适应证获批
一线	系统化疗	FOLFOX4	EACH	Ⅲ	381	2.4 个月	5.7 个月（亚洲）	2014 CFDA
	靶向治疗	索拉非尼	SHARP Oriental	Ⅲ	602 226	5.5 个月 2.8 个月	10.7 个月 6.5 个月（亚洲）	2008 CFDA
		仑伐替尼	REFLECT	Ⅲ	954	7.4 个月	13.6 个月	2018 CFDA
		瑞戈非尼	RESORCE	Ⅲ	573	3.1 个月	10.6 个月	2018 CFDA
二线	靶向治疗	雷莫芦单抗（AFP ≥ 400）	REACH-2	Ⅲ	292	2.8 个月	8.5 个月	2019 FDA
		卡博替尼	CELESTIAL	Ⅲ	760	5.2 个月	10.2 个月	2019 FDA
	免疫治疗	纳武利尤单抗	Checkmate 040	Ⅰ / Ⅱ	262	–	15.6 个月	2017 FDA
		帕博利珠单抗	KEYNOTE-224	Ⅱ	104	4.9 个月	12.9 个月	

Checkmate040 和 Keynote224 研究中[4, 5]，免疫检查点抑制剂纳武利尤单抗和帕博利珠单抗（PD-1 单抗）在索拉非尼经治或未治疗的肝细胞癌中都显示出一定的有效性，而且免疫治疗具有以下特点：一旦有效有可能长期维持疗效；相对靶向药物而言不良反应发生较少、容易耐受等，因此两药先后被美国 FDA 接受作为晚期肝癌的系统治疗。

尽管免疫治疗给晚期肝癌的治疗带来了很大的突破，就目前公布的大型 3 期临床研究数据来看，不论一线和二线，免疫检查点抑制剂单药治疗有效率（ORR）未能突破20%，和对照组药物（标准治疗或安慰剂）相比较未能显示明显的生存获益[6, 7]。因此，目前在肝癌领域开展了大量免疫联合治疗的研究，如 TACE 联合 PD-1 单抗的治疗、仑伐替尼联合帕博利珠单抗治疗及 VEGF 单抗联合 PD-L1 单抗的治疗等[8-10]。

本例患者为老年男性，肝细胞癌术后复发伴有肺转移。既往有糖尿病、脑梗死史，遗留肢体活动障碍等后遗症，酒精性肝硬化失代偿期、反复出现胸腔积液及腹腔积液，伴脾功能亢进血小板重度减少，血小板计数最低至 27×10^9/L。患者在 2019 年发现门脉主干及肝内分支广泛栓子伴门脉海绵样变，先后使用低分子肝素及华法林抗凝，目前仍使用华法林 2.5mg 每日一次抗凝治疗中。

患者术后 8 年肝内复发，介入治疗后疾病控制 8 个月余，再次出现进展且伴有肺转移，可考虑给予系统治疗。但患者有脑梗死后遗症，肝硬化失代偿、肝脏储备功能差，脾功能亢进血小板重度减少，门脉主干及分支广泛血栓形成，综合评估患者的病情，考虑化疗或抗血管靶向药物可能无法耐受或导致严重不良反应，谨慎选用替雷利珠单抗单药治疗，并密切随访病情变化。替雷利珠单抗是经过 Fc 段改造的 PD-1 抗体药物，有效避免抗体依赖的细胞介导的吞噬作用（ADCP）效应，Fab 段独特结合表位及更持久的亲和力，抗肿瘤效果好，不良反应小。在肝癌临床 1 期和 2 期的研究结果中也得到了验证[11, 12]。患者治疗 3 周期后首次影像评估即出现疾病缓解，AFP 降至正常范围并持续稳定 9 个月；治疗过程中，无明显不良反应，血常规、肝功能尚可，仍在持续治疗中。

四、病例点评

自 2017 年纳武利尤单抗被 FDA 批准用于晚期肝癌二线治疗后，从此拉开了肝癌免疫治疗时代的序幕。之后的肝癌免疫治疗相关临床实验相继进行，如免疫单药、免疫联合局部治疗、免疫联合靶向药物、免疫联合免疫治疗、免疫联合贝伐单抗等。目前免疫检查点抑制剂联合贝伐单抗已被纳入更新后的 2021 版 NCCN 指南。

然而，在临床实际应用中，由于大多数晚期肝癌患者，不仅肿瘤多发、肿瘤转移、门脉栓子，同时伴有肝硬化、肝功能状态及体能状态欠佳。此时，不能生搬硬套抗肿瘤治疗方案。而应该全面衡量患者肝功能状态及肿瘤情况后决定最适合的个性化抗肿瘤治疗方案；在最大限度杀伤肿瘤的同时，尽可能避免抗肿瘤治疗对机体带来的负面影响；以患者获益最大化为治疗目的。

结合该病例，老年患者、肝癌术后 8 年复发，出现肝癌伴肺转移、门脉广泛栓子、肝硬化失代偿、肝功能异常、血小板降低、胸腔积液、腹腔积液、脑梗死后遗症等复杂情况。临床医师根据患者具体病情，制订个性化方案，予以介入、免疫等抗肿瘤序贯联合治疗、护肝对症支持治疗，严密监测患者各项血检指标动态变化、监控免疫治疗相关不良反应、及时评估肿瘤治疗效果，使者病情稳定，生存延长。该病例的治

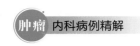

疗经验值得我们借鉴。

（病例提供：周颖婷　陈　漪　复旦大学附属中山医院）

（点评专家：王艳红　复旦大学附属中山医院）

参考文献

[1]Cao W，Chen HD，Yu YW，et al.Changing profiles of cancer burden worldwide and in China：a secondary analysis of the global cancer statistics 2020[J].Chin Med J（Engl），2021，134（7）：783-791.

[2]Feng RM，Zong YN，Cao SM，et al.Current cancer situation in China：good or bad news from the 2018 Global Cancer Statistics[J].Cancer Commun（Lond），2019，39（1）：22.

[3]Li J，Liu ZY，Yu HB，et al.Effects of artemisinin on proliferation and apoptosis of human liver cancer HepG2 cells：A protocol of systematic review and meta-analysis[J].Medicine（Baltimore），2020，99（20）：e20290.

[4]El-Khoueiry AB，Sangro B Yau，Crocenzi TS，et al.Nivolumab in patients with advanced hepatocellular carcinoma（CheckMate 040）：An open-label，non-comparative，phase 1/2 dose escalation and expansion trial[J].Lancet，2017，389（10088）：2492-2502.

[5]Zhu AX，Finn RS，Edeline J，et al.Pembrolizumab in patients with advanced hepatocellular carcinoma previously treated with sorafenib（KEYNOTE-224）：A non-randomised，open-label phase 2 trial[J].Lancet Oncol，2018，19（7）：940-952.

[6]Yau T，Park JW，Finn RS，et al.CheckMate 459：A randomized，multi-center phase Ⅲ study of nivolumab（NIVO）vs sorafenib（SOR）as first-line（1L）treatment in patients（pts）with advanced hepatocellular carcinoma（aHCC）[J].Ann Oncol，2019，30（5）：874-875.

[7]Finn RS，Ryoo BY，Merle P，et al.Results of KEYNOTE-240：Phase 3 study of pembrolizumab vs.best supportive care for second-line therapy in advanced hepatocellular carcinoma[J].J Clin Oncol，2019，37（15_suppl）：4004.

[8]Llovet JM，Kudo M，Cheng A，et al.Lenvatinib（len）plus pembrolizumab（pembro）for the first-line treatment of patients（pts）with advanced hepatocellular carcinoma（HCC）：Phase 3 LEAP-002 study.Journal of Clinical Oncology[J].J Clin Oncol，2019，37（15_suppl）：TPS4152.

[9]El-Khoueiry AB，Llovet JM，Vogel A，et al.LEAP-012 trial in progress：Transarterial chemoembolization（TACE）with or without lenvatinib plus pembrolizumab for

intermediate-stage hepatocellular carcinoma（HCC）.Journal of Clinical OncologyJournal of Clinical Oncology[J].J Clin Oncol，2022，40（4_suppl）：TPS494.

[10]Finn RS，Qin S，Ikeda M，et al.Atezolizumab plus Bevacizumab in Unresectable Hepatocellular Carcinoma.N.Engl[J].J Med，2020，382（20）：1894-1905.

[11]Jayesh D，Sanjeev D，Jong SL，et al.Phase ⅠA/ⅠB study of single-agent tislelizumab，an investigational anti-PD-1 antibody in solid Tumors[J].J Immunother Cancer，2020，8（1）：e000453.

[12]Shen L，Guo J，Zhang QY，et al.Tislelizumab in Chinese patients with advanced solid Tumors：an open-label，non-comparative，phase 1/2 study[J].J Immunother Cancer，2020，8（1）：e000437.

病例19　肝细胞癌门脉主干癌栓转化切除

一、病历摘要

（一）病史简介

患者男性，44岁，因"右上腹隐痛，发现肝占位6天"于2019-07-04入院。

当地查甲胎蛋白468.83ng/ml，行腹部超声示：肝硬化、脾大，肝内多发片状回声区，门脉显示不清。无恶心、呕吐、寒战、发热等不适，精神食欲睡眠可，大小便正常，体重无明显下降。既往体健，否认"高血压、冠心病、糖尿病"等，有"肝炎"病史20余年，未正规治疗。

（二）专科查体

T 36.6℃，P 80次/分，R 18次/分，BP 110/80mmHg。BMI 22.8，BSA 1.88kg/m²，PS 0分，NRS（疼痛）0分。

心肺正常，全腹平软，无压痛及反跳痛，肝脾未触及肿大，肠鸣音正常。Murphy征阴性，移动性浊音阴性。

（三）辅助检查

血常规、凝血功能、肾功能等基本正常。肝功能：总胆红素29.2μmol/L，直接胆红素17.7μmol/L，谷丙转氨酶85U/L，谷草转氨酶164U/L，乙肝两对半：小三阳；HBV-DNA 2.30×10⁵拷贝/L。肿瘤标志物：甲胎蛋白484ng/ml（正常值0~20ng/ml），CEA 2.7ng/ml（正常值0~5ng/ml），CA19-9 99.1ng/ml，PIVKA-Ⅱ 23 366U/ml（正常值0~40U/ml），7-miRNA 0.13（阳性）。

入院上腹部增强 MRI 检查提示肝脏多发结节及肿块，大者位于肝左右叶交界处，考虑肝癌，侵犯门脉右前支，伴肝门静脉右支、左支起始部及主干内癌栓形成，门静脉海绵样变（病例 19 图 1）。

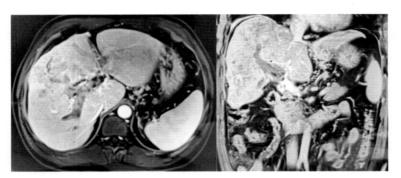

病例19图1　肝右叶浸润性肝癌，合并门静脉主干癌栓（VP4型）

二、诊疗过程

患者入院后，临床诊断考虑肝细胞癌伴门脉癌栓（肿瘤为浸润型，门脉主干癌栓 VP4 型），结合患者影像检查结果、肝功能 Child 评分和体力状况评估，分期为 CNLC Ⅲ a 期 BCLC C 期。

2019-07-05 起给予仑伐替尼 8mg 1 次 / 日口服（患者体重 61kg），同时联合信迪利单抗 200mg 1 次 /3 周治疗。并给予丙酚替诺福韦抗乙肝病毒治疗。

2019-09-09 第一次评估，血常规、肝功能、凝血功能等，均在正常范围，肿瘤标志物均降至正常，甲胎蛋白 12.8ng/ml，PIVKA- Ⅱ 35U/ml，7-miRNA-0.23。

影像学检查腹部 MRI 示：肝脏多发肿瘤伴门脉癌栓，病灶较前缩小，基本无强化，按 RECIST1.1 标准评估为 PR（病例 19 图 2）；CT 肝脏体积测定：肝左叶 / 标准肝＝41.7%（＞40%）。

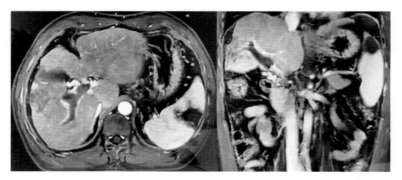

病例19图2　肝内肿瘤基本坏死伴缩小，门脉癌栓坏死，评估PR

经 MDT 讨论，患者靶向免疫治疗后肿瘤明显坏死、缩小，经肝脏体积测定评估可耐受手术切除肝脏，术前行肝穿刺活检，病理：穿刺肝组织约 11 个肝小叶范围，汇管区纤维组织增生，淋巴细胞浸润，肝小叶内部分肝细胞浊肿，其间散在点状坏死。免疫组化：PD-1（部分淋巴细胞＋），PD-L1{28-8}（－），PD-L1{E1L3N}（肝窦＋），Foxp3（－），HBsAg（＋），CD4（部分淋巴细胞＋），CD3（部分淋巴细胞＋），CD1（部分淋巴细胞＋），CD20（汇管区少量淋巴细胞＋），CD68{KP1}（枯否细胞＋），CK7（胆管＋），IDO（－），LAG3（－），CD164（肝窦＋）。遂于 2019-09-16 行右半肝切除术＋胆囊切除术＋门静脉取栓术，术中见：肝右叶明显萎缩，肿瘤弥散性分布于肝右叶 V、VI、VIII段，大小约 6cm×6cm×4cm，界不清，无包膜，大部分坏死（病例 19 图 3）。肝门淋巴结无肿大，门脉主干、右支、左支起始部内充满癌栓，部分为附壁癌栓，术中取尽癌栓。中度肝硬化，硬化结节 0.3 ~ 0.6cm，门静脉侧枝开放，无腹腔积液。

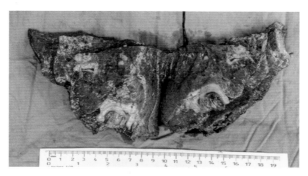

病例19图3　切除右半肝的断面、肿瘤及门脉癌栓坏死

术后病理：（抗 PD-1 治疗后，肝右叶）病变区经充分取材，可见多灶坏死及胶原化，周边可见大量炎症细胞浸润伴纤维组织增生，未见到明确肿瘤组织。（门脉癌栓）镜下为坏死物。周围肝组织结节性肝硬化（G3S4），伴肝细胞脂肪变性（5%）。免疫组化：CD68（Kupffer 细胞＋），CD4（80% 淋巴细胞＋），GPC3（－），GS（地图状＋），Ki-67（5% 阳性），PD-1（间质 40%＋），PD-L1{28-8}（间质 5%＋），CD20（10% 淋巴细胞＋），HBcAg（－），HBsAg（部分＋），FOXP3（2% 淋巴细胞＋），CD8（80% 淋巴细胞＋），CD3（80% 淋巴细胞＋）。

患者术后诊断为肝细胞癌伴门脉癌栓综合治疗后 pCR。术后恢复可，复查血常规、肝功能无特殊，甲胎蛋白 10.1ng/ml，PIVKA-II 20U/ml，术后 1 个月继续仑伐替尼联合信迪利单抗治疗，至术后 1 年停药观察，定期随访。2021-02-03 评估，甲胎蛋白 4ng/ml，PIVKA-II 22U/ml。腹部 MRI 肝癌综合治疗后，肝内未见复发，门脉海绵样变。已无瘤生存 17 个月。

三、病例讨论

大约 64% 的中国肝癌患者在初诊时已属于中晚期，即 CNLC- Ⅱ 和Ⅲ期［巴塞罗那肝癌临床分期（BCLC）B 期和 C 期］[1]。大部分中晚期患者不适合首选手术切除，而应接受以非手术局部治疗和系统治疗为主的治疗。在中国乙肝感染较为普遍，肝癌的疾病负担更重，据 2018 年统计肝癌新发病例在癌症中位列第四[2]。因此，中国的肝癌诊疗规范和国外有所不同，对不同分期的患者给予了更多的治疗选择。对于能够争取 R0 切除的肝癌患者，手术切除仍是延长生存的选择，尤其是过去没有药物能快速有效地控制肿瘤实施术前降期或转化。但即便是这部分能够切除的中晚期肝癌，远期疗效并不令人满意。据复旦大学肝癌研究所 2000—2008 年的数据，CNLC Ⅱ b 期患者的 1 年复发率 43%，2 年复发率 72%；而 CNLC Ⅲ a 期（包括 VP3 和 VP4）的患者 1 年复发率 69%，2 年复发率高达 84%，无复发生存只有 5 个月左右。目前，靶向免疫治疗的显著疗效已经能够明显延长晚期患者的生存，这部分患者是否应该直接手术？经过系统治疗控制肿瘤以后再手术，是否能减少复发改善预后？成为目前肝外科领域的研究热点。

转化治疗是将不可切除肝癌转为可切除肝癌，然后切除肿瘤。20 世纪末，国内外曾报道肝细胞癌经 TACE 或放射治疗等治疗后肿瘤缩小、降期，获得切除的一些研究结果[3, 4]。但是，以往的研究显示 TACE 等传统治疗方法的转化率并不高。近年来，随着肝癌靶向药物的不断研发，以及免疫检查点抑制药为代表的免疫治疗的兴起，中晚期肝癌的治疗较以往有了突破性进展，晚期肝癌患者的生存时间不断延长。尤其重要的是靶向免疫联合治疗，主要是仑伐替尼联合不同的 PD-1 单抗药物，能够快速缩小肿瘤，获得治疗响应，为转化治疗提供了高效的手段。Keynote-524 是一项临床 Ⅰ b 期开放性单臂多中心研究，旨在评价仑伐替尼联合帕博利珠单抗治疗不可切除肝细胞癌（uHCC）的耐受性和安全性。该研究在 2020 ASCO 会议更新的研究结果显示，100 例不可切除的肝癌（BCLC 分期为 B 或 C 期）经仑伐替尼联合帕博利珠单抗一线治疗后，客观缓解率可达到 46%（独立影像评估，mRECIST 标准），中位无进展生存 9.3 个月，中位总生存达 22 个月[5]。同样由这两个药物联合治疗的国际多中心 Ⅲ 期 leap002 的研究结果也即将公布。复旦大学附属中山医院肝外科樊嘉院士团队，最新发表的转化研究结果表明，63 例不能切除或晚期肝癌，使用靶向药物和 PD-1 单抗联合治疗作为一线治疗，有 12 例（19.0%）患者转为可切除的 HCC，术后 12 个月的无复发生存率达到 80%[6]。

基于这些最新的研究结果，本例术前先实施靶向免疫联合治疗后取得了肿瘤退缩、坏死的显著效果，手术切除后病理也进一步证实达到了完全缓解。说明对于这样的转化治疗模式值得积极探索。

　　肝癌的药物治疗手段的快速发展，可能改变肝细胞癌现有的治疗模式。把不可切除的肝癌患者转化为可切除手术的患者，提高术后的疗效和延长生存，已经有小样本的研究结果证明是可行的策略，但是需要大规模的随机对照研究证实，目前国内已经启动了多中心的相关临床研究，未来会有更多有力的证据支持转化切除的治疗模式。

四、病例点评

　　中国的肝癌患者在初始治疗时，可以手术切除的只有 15% ~ 30%，而手术切除是患者获得长期生存的重要途径，因此将不可手术切除的肝癌转化为可手术切除的肝癌具有重要意义。从"不可切除"的概念来看，包含了外科学和肿瘤学两个方面的因素。因此，肝癌的转化治疗，既包括将外科学技术层面上的不可切除转化为可切除，也包括把原来切除后疗效较差的患者（CNLC- Ⅱ b 和Ⅲ a 期）转化为切除后疗效更好的患者（即肿瘤学意义上的转化）。以往在肝癌领域并无有效率较高的药物，因此主要以传统的肝动脉化疗栓塞（TACE）或放射治疗为转化的方式，但是成功率并不高。

　　近年来，肝癌的系统治疗药物出现了显著的进展，转化的手段增加了药物治疗这个方式。目前，不可切除的中晚期肝癌患者接受免疫联合治疗后的中位总生存期已延长至 20 个月以上，成为不可切除肝癌转化治疗的主要方式之一。陆续有一些小样本的研究显示了靶向免疫联合治疗在肝癌转化切除中的疗效，受到了较广泛的关注。本例患者就是在靶向免疫联合治疗后获得了完全缓解，并进一步进行手术切除，无瘤生存达到 17 个月，是 1 例成功转化的病例。但是，目前转化治疗的大型临床 3 期研究尚在进行阶段，最终结果还需要等待。

　　此外，药物转化治疗仍有很多尚待解决或完善的问题。比如转化药物组合的选择方面，既要考虑客观有效率（ORR）高、起效时间（TTR）短、无疾病进展时间（PFS）长的组合，同时要兼顾药物对后续手术的影响、不良反应的发生率等。另外，如果转化治疗后影像学评估完全缓解（CR）是否还需要手术切除，是否有生物标志物可以预测免疫联合治疗的敏感人群等问题，都需要进一步的研究来明确。

（病例提供：朱小东　孙惠川　复旦大学附属中山医院）

（点评专家：陈　漪　复旦大学附属中山医院）

参考文献

[1]Bray F，Ferlay J，Soerjomataram I，et al.Global cancer statistics 2018：GLOBOCAN

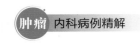
estimates of incidence and mortality worldwide for 36 cancers in 185 countries[J].CA Cancer J Clin, 2018, 68（6）: 394-424.

[2]Park JW, Chen M, Colombo M, et al.Global patterns of hepatocellular carcinoma management from diagnosis to death: the BRIDGE study[J].Liver Int, 2015, 35（9）: 2155-2166.

[3]Tang ZY, Liu KD, Bao YM, et al.Radioimmunotherapy in the multimodality treatment of hepatocellular carcinoma with reference to second-look resection[J].Cancer, 1990, 65（2）: 211-215.

[4]Lau WY, Ho SK, Yu SC, et al.Salvage surgery following downstaging of unresectable hepatocellular carcinoma[J].Ann Surg, 2004, 240（2）: 299-305.

[5]Finn RS, Ikeda M, Zhu Andrew, et al.Phase Ib Study of Lenvatinib Plus Pembrolizumab in Patients With Unresectable Hepatocellular Carcinoma[J].Journal of Clinical Oncology, 2020, 38（26）: 2960-2970.

[6]Zhu XD, Huang C, Shen YH, et al.Downstaging and Resection of Initially Unresectable Hepatocellular Carcinoma with Tyrosine Kinase Inhibitor and Anti-PD-1 Antibody Combinations[J].Liver cancer, 2021, 10（4）: 320-329.

病例20 肝细胞肝癌门脉主干癌栓介入联合靶向及免疫综合治疗

一、病历摘要

（一）病史简介

患者男性，44岁，因"右上腹隐痛2周"入院。2周前患者无明显诱因出现右上腹隐痛，程度逐渐加剧，无放射痛，无恶心、呕吐、腹泻、黑便、皮肤巩膜黄染等不适主诉。患者至当地医院就诊，当地医院腹部增强MRI示：肝右叶占位-考虑恶性肿瘤，伴门静脉癌栓。当地医院验血异常凝血酶原升高至423mAU/ml，AFP（-）。为进一步诊治转至我院。既往乙肝病史10余年，规律抗病毒治疗。

（二）专科查体

T 36.5℃，P 88次/分，R 20次/分，BP 140/86 mmHg。BMI 22.0，BSA 1.73m²。PS 0分，NRS（疼痛）1分。

　　患者慢性肝病面容，全身皮肤黏膜无黄染，无肝掌，无蜘蛛痣。左锁骨上未及肿大淋巴结。腹部平坦，腹壁静脉不显露，未见胃肠轮廓及蠕动波，无压痛、反跳痛，肝肋下未及，脾肋下未及，腹部未及活动性包块。Murphys征阴性，移动性浊音（－）。肠鸣音5次/分。双下肢无水肿，足背动脉波动好。

（三）辅助检查

　　血常规、凝血功能、肝肾功能等基本正常。乙肝两对半："大三阳"，肿瘤标志物：PIVKA–Ⅱ升高至514mAU/ml，AFP（－）。

　　入院MRI：肝右叶团块状占位，考虑原发性肝癌，合并门静脉癌栓（病例20图1）。本院肝穿刺病理提示：肝细胞肝癌，Ⅲ级，伴坏死；免疫组化结果：Ki-67（70%阳性），Hepa（个别+），AGR-1（少数+），HSP70（++），GPC3（+），AFP（－），CK19（少量+），CD34（血窦丰富），PD-1（肿瘤－，间质2%+），PD-L1（肿瘤－，间质2%+），GS（+）。

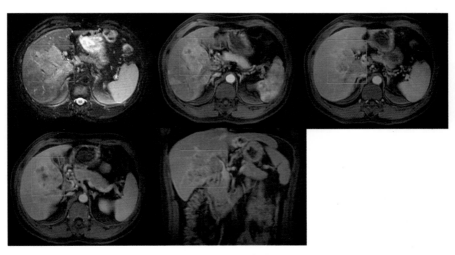

病例20图1　治疗前MRI

二、诊疗过程

　　结合患者乙肝病史及实验室检查、影像学检查，临床诊断为：原发性肝癌合并门静脉癌栓（VP4型）。参考肝穿刺病理结果：肝细胞肝癌，Ⅲ级，伴坏死。

　　经过科内讨论，专家一致认为目前患者处于肝细胞肝癌BCLC C期，且门静脉癌栓已侵犯门静脉主干（VP4型），患者无法手术切除。遂决定行介入治疗：门静脉支架＋放射性碘–125粒子条植入术＋经动脉化疗栓塞术（TACE），术中穿刺门静脉右支，通过梗阻段，引入导丝进入门静脉主干，经导丝植入14mm×8cm支架，支架壁与血管之间共植入2条植入粒子条，再以10ml超液化碘油混合50mg THP经肝动脉注入栓塞病灶（病例20图2）。

113

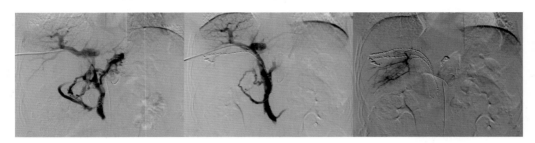

病例20图2　介入手术门静脉支架联合放射性粒子条植入和TACE治疗

术后 3 日患者开始服用仑伐替尼（8mg 1 次 / 日），同时开始注射纳武利尤单抗（240mg 1 次 /2 周）。

术后 1 个月实验室检查：PIVKA– Ⅱ降低至 35mAU/ml，血常规、凝血功能、肝肾功能均正常。

术后 1 个月复查 MRI：病灶大部分坏死，周边部分存活，门静脉支架通畅，肿瘤评价 PR（病例 20 图 3）。

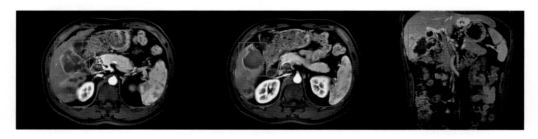

病例20图3　术后1个月复查MRI

术后 1 个月后再次行 TACE 术，肿瘤染色较前明显减少，以 THP 10mg ＋碘油 2ml 制成乳剂注入肿瘤供血动脉（病例 20 图 4）。

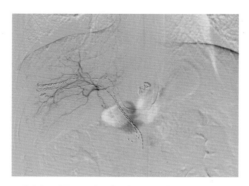

病例20图4　术后1个月再次TACE治疗

术后 6 个月实验室检查：PIVKA-I 42mAU/ml，血常规、凝血功能、肝肾功能均正常。

术后 6 个月复查 MRI：病灶大部分无明显活性，门静脉支架通畅（病例 20 图 5）。

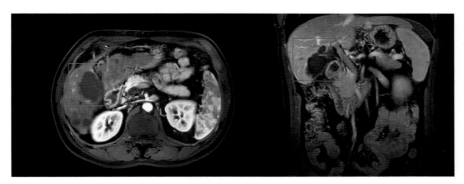

病例20图5　术后6个月复查MRI

术后 13 个月复查实验室检查：PIVKA-I 31mAU/ml，血常规、凝血功能、肝肾功能均正常。

术后 13 个月复查 MRI：病灶大部分无明显活性，门静脉支架通畅（病例 20 图 6）。

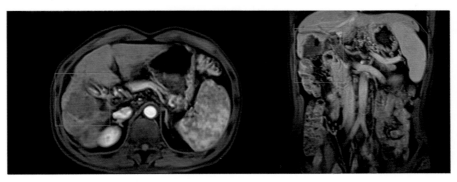

病例20图6　术后13个月复查MRI

根据 mRECIST 标准，患者目前肝内病灶评估为 CR，且门静脉支架保持通畅，未见明显肿瘤侵犯。

术后 19 个月复查实验室检查：PIVKA-I 升高至 186mAU/ml，血常规、凝血功能、肝肾功能均正常。

术后 19 个月复查 MRI：病灶复发，肝内多发活性病灶，门静脉支架通畅（病例 20 图 7）。

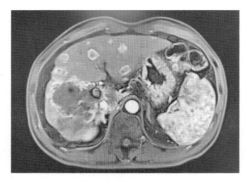

病例20图7　术后19个月复查MRI肝内复发

术后 19 个月再次行 TACE 术，术中以洛铂 30mg ＋碘油 6ml 制成乳剂注入肿瘤供血动脉。

术后 22 个月患者出现皮肤巩膜黄染，复查实验室检查：PIVKA-I 升高至 214mAU/ml，肝功能明显异常：总胆红素 140.0mmol/L，直接胆红素 109.7mmol/L，血常规正常。

术后 22 个月复查 MRI：肝内病灶较前明显进展（病例 20 图 8）。考虑患者肝功能异常，停用靶向及免疫治疗，给予保肝支持治疗。

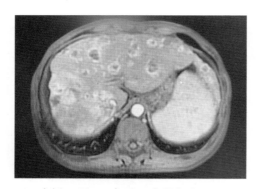

病例20图8　术后22个月复查MRI

三、病例讨论

患者为原发性肝癌晚期病例，BCLC 分期为 C 期，国内外指南一线治疗为索拉非尼或仑伐替尼的 TKI 药物治疗。而国内最新的原发性肝癌诊疗规范将 TACE[1]、放射性碘 -125 粒子、外放疗 [2] 等局部治疗也纳入了 BCLC C 期患者的治疗手段。放射性碘 -125 粒子条是本中心研发，针对性治疗腔内肿瘤侵犯的有效手段，经过大样本量回顾性研究证明，腔内放射性碘 -125 粒子条联合 TACE[3] 可明显提高患者的生存时间，同时可降低消化道出血等门静脉闭塞所导致的并发症。

TKI 药物 [4] 是治疗肝细胞肝癌的有效药物，可有效控制肿瘤进展，延长患者生存。

PD-1 抑制剂 [5] 是近年来研究的热点，也是新兴的有效治疗手段。随着 IMbrave150 研究 [6] 的正式发表，免疫抑制剂的使用也登上了原发性肝癌治疗的历史舞台。TKI 药物联合 PD-1 抑制剂更是目前研究的热点 [7]，而传统介入治疗联合 TKI 及 PD-1 抑制的治疗，从理论层面，介入栓塞造成缺氧环境，促进抗原暴露，为 TKI 及 PD-1 抑制剂的作用提供了微环境的支持。此患者在介入术后联合 TKI 及 PD-1 抑制剂，肿瘤控制理想，门静脉保持通畅，影像学评估 CR，治疗取得了阶段性的胜利，如何保持肿瘤控制良好的状态，PD-1 抑制剂是否可以长期应用，成为了后续治疗的难点。

四、病例点评

晚期肝癌伴门脉主干癌栓的预后很差，自然病程通常只有 3 个月，治疗难点在于门脉主干癌栓阻断肝脏主要血供，同时加重门静脉压力升高，消化道出血风险大大增加。因此治疗首选需要开通门静脉，恢复入肝血流，改善肝功能，为进一步肿瘤治疗包括动脉化疗栓塞和靶向免疫治疗创造条件。放射性粒子条置放于支架边上可以延缓癌栓再次栓塞门静脉血管，研究证明有不错的疗效。此病例经过门静脉支架和放射性粒子条植入后门静脉血流恢复，再联合动脉化疗栓塞，使局部肿瘤病灶达到满意的治疗效果，后续联合靶向免疫治疗，使肿瘤基本坏死，达到影像学肿瘤彻底缓解的效果令人激动。但是肝癌细胞生物学特点异质性非常强，此患者后续靶向免疫治疗维持了 19 个月后肿瘤再次复发，肝内广泛转移，再一轮的动脉化疗栓塞联合靶向免疫治疗效果不佳，这一情况也提示我们肝癌治疗的复杂性，尤其是靶向免疫治疗获得肿瘤缓解后的后续维持治疗方案和治疗策略值得进一步探索。

（病例提供：张子寒　复旦大学附属中山医院）

（点评专家：周　波　复旦大学附属中山医院）

参考文献

[1]Luo J，Guo RP，Lai EC，et al.Transarterial chemoembolization for unresectable hepatocellular carcinoma with portal vein tumor thrombosis：a prospective comparative study[J]. Ann Surg Oncol，2011，18：413-420.

[2]Huo YR，Eslick GD.Transcatheter arterial chemoembolization plus radiotherapy compared with chemoembolization alone for hepatocellular carcinoma：a systematic review and meta-analysis[J].JAMA Oncol，2015，1（6）：756-765.

[3]Luo JJ，Zhang ZH，Liu QX，et al.Endovascular brachytherapy combined with stent

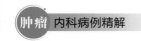

placement and TACE for treatment of HCC with main portal vein tumor thrombus[J].Hepato int，2016，10：185-195.

[4]Llovet JM，Ricci S，Mazzaferro V，et al.Sorafenib in advanced hepatocellular carcinoma[J].N Engl J Med，2008，4：378-390.

[5]Brown ZJ，Greten TF，Heinrich B.Adjuvant treatment of hepatocellular carcinoma：prospect of immunotherapy[J].Hepatology，2019，70（4）：1437-1442.

[6]Finn RS，Qin S，Ikeda M，et al.Atezolizumab plus bevacizumab in unresectable hepatocellular carcinoma[J].N Engl J Med，2020，382（20）：1894-1905.

[7]Richard SF，Masafumi I，Andrew XZ，et al.Phase Ib Study of Lenvatinib Plus Pembrolizumab in patients with unresectable hepatocellular carcinoma[J].J Clin Oncol，2020，26：2960-2970.

第四章
软组织肿瘤及其他少见肿瘤

病例21 NGS指导下肝脏肉瘤样癌治疗

一、病历摘要

（一）病史简介

患者男性，50岁，2018年9月因"持续性腹痛"起病。

患者2018年9月起无明显诱因下出现反复上腹胀痛，无放射痛，无恶心、呕吐、发热寒战、皮肤黄染、腹泻、黑便等不适。2018年10月为进一步诊治转至我院。患者既往体健，否认乙肝病史，否认恶性肿瘤家族史。

（二）专科查体

T 36.6℃，P 80次/分，R 18次/分，BP 116/80mmHg。BSA 1.98m^2，BMI 25.2，PS 0分，NRS（疼痛）1分。

查体：心肺正常，全腹平软，无压痛及反跳痛，肝脾未触及肿大，肠鸣音正常。Murphy征阴性，移动性浊音阴性。

（三）辅助检查

肿瘤标志物：甲胎蛋白1406.0ng/ml（正常值0～20ng/ml），CA199 12.5U/ml（正常值0～37U/ml），CEA 1.8ng/ml（正常值0～5ng/ml）。

血常规、凝血功能、肝肾功能等基本正常。乙肝两对半、丙肝：阴性。

上腹部增强MRI检查提示肝右叶MT（胆管细胞源性或转移机会大），肝门部、后腹膜、食管下段旁多发淋巴结转移；肝囊肿（病例21图1）。患者继而完善PET-CT检查提示肝脏右叶MT，伴多发（肝门区、肝胃间隙、腹膜后、膈脚后、盆腔、右侧腹股沟、胸下段食管旁及左侧锁骨区）淋巴结转移；右侧结肠旁沟种植转移可能（病例21图2）。

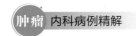

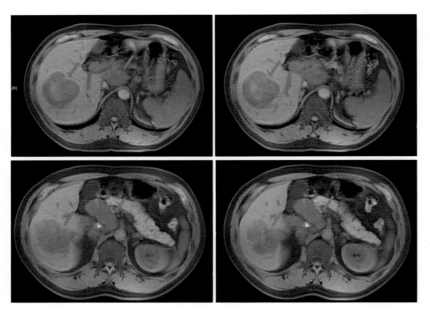

病例21图1　腹部增强MRI（2018年10月）

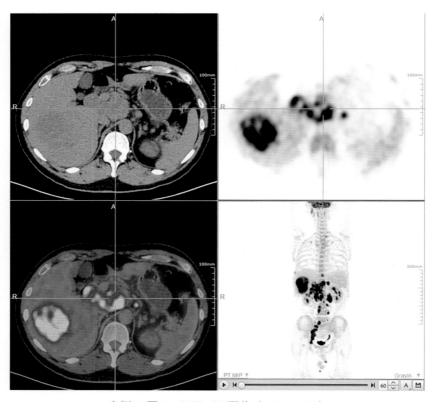

病例21图2　PET-CT图像（2018-10）

二、诊疗过程

入院后患者首先行肝穿刺活检，病理结果提示分化差恶性肿瘤，结合免疫组化结果，考虑肉瘤样癌。免疫组化：Ki-67（80% 阳性），PD-1（肿瘤 -，间质 1%+），PD-L1{28-8}（肿瘤 80%+，间质 -），PD-L1{SP142}（肿瘤 20%+，间质 -），HER2（-）。CPS 80。同时考虑肝肉瘤样癌病例较少见，予患者肝穿刺标本行全外显子基因二代测序：TMB 2.56Muts/Mb，MSI-L。CCND1 拷贝数扩增 $n = 14.99$，FGF3 拷贝数扩增 $n = 11.9$，FGF4 拷贝数扩增 $n = 14.59$，FGF19 拷贝数扩增 $n = 17.73$（病例 21 表 1）。

病例21表1　第一次基因检测（肝穿刺组织）

基因	检测结果	突变丰度或拷贝数
TP53	p.V272E（c.815T > A）	32.32%
CCND1	拷贝数扩增	14.99
FGF3	拷贝数扩增	11.9
FGF4	拷贝数扩增	14.59
FGF19	拷贝数扩增	17.73
CTNNA1	p.N166K（c.498T > A）	13.77%
JAK3	p.V152M（c.454G > A）	13.41%
FANCD2	p.P1106A（c.3316C > G）	11.42%
HDAC4	p.R148Q（c.443G > A）	6.69%
EPPK1	p.M2249I（c.6747G > A）	4.50%

结合患者上述现病史、体征和实验室检查，临床诊断考虑为：肝肉瘤样癌。考虑肝肉瘤样癌无标准治疗方案，患者肝脏肿瘤负荷较大，首先予患者行经皮肝肿瘤微波消融术＋术中经肝动脉化疗栓塞术。根据患者 NGS 和免疫组化的检测结果，考虑患者 FGF 通路明显激活以及 PD-L1 高表达，遂决定给予患者 PD-1 抗体＋安罗替尼的治疗方案。

患者于 2018-11-13 起行姑息一线 PD-1 抗体＋安罗替尼的治疗：纳武利尤单抗 200mg 第 1 天＋安罗替尼 12mg 第 1 ~ 第 14 天，1 次 /3 周。患者在 2018-12-18（第 2 周期）复查评估时，AFP 下降至 28.3ng/ml，2019-03-15（第 7 周期）评估 AFP 持续下降，上腹部增强 CT 示肝 MT 介入术后，病灶部分存活，肝小囊肿，腹腔和腹膜后多发肿大淋巴结，右结肠旁沟结节，较 2018-12-18 片好转，食管下段旁、膈角后、右侧盆壁及右侧腹股沟淋巴结肿大，较前好转（病例 21 图 3）。

2018-12-18（C2）　　　　　　　　　　　2019-03-15（C7）

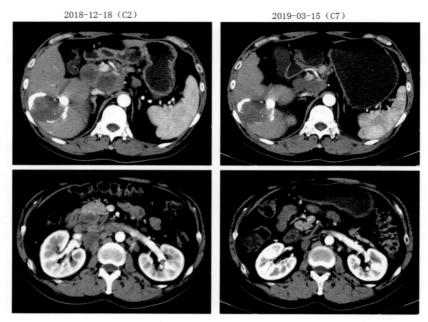

病例21图3　姑息一线第2周期和第7周期的CT图像

患者于 2019-06-26（第 15 周期）复查 PET-CT 提示肝 MT 综合治疗后，与基线 PET-CT 图像比较肝脏右叶病灶糖代谢明显减低，提示肿瘤活性受抑制；原全身多处转移淋巴结均较前减少、缩小，部分糖代谢减低；右侧结肠旁沟结节较前糖代谢略增高；新增左侧颈根部淋巴结转移可能（病例 21 图 4）。

2018-10-12（基线）　　　　　　　　　　2019-06-26（C15）

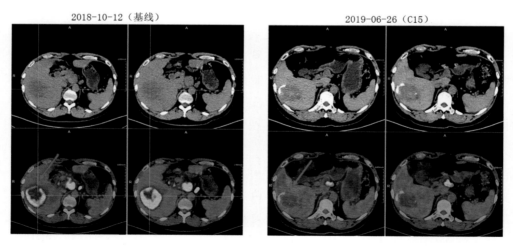

病例21图4　基线和姑息一线第15周期的PET-CT图像

针对新增左侧颈根部淋巴结转移灶，患者再次行穿刺明确病理（病例21图5），提示淋巴结内见肿瘤细胞巢，部分细胞核有肿胀，考虑为肿瘤转移。免疫组化 CK{pan}（－），CK7（胆管＋），CK8（－），Vim（100%＋＋＋），Hepa（－），AFP（－）。患者在本周期评估后针对颈部淋巴结病灶行放疗。同时继续行 PD-1 抗体＋安罗替尼的全身治疗方案至 24 周期。

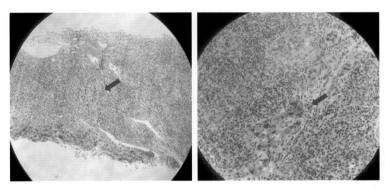

病例21图5 淋巴结病理图片（箭头处为肿瘤细胞巢）

2019-11-21 入院查甲胎蛋白 276.0ng/ml，呈进行性升高，同时患者诉腹痛症状加重，临床评估病情为 PD。结合患者 NGS 的结果提示 CCND1 拷贝数增加，予以调整治疗方案，排除禁忌后于 2019-11-22 至 2020-04-24 行姑息二线 PD-1 抗体＋哌柏西利治疗：纳武利尤单抗 200mg（第 1 天、第 15 天）＋哌柏西利 125mg（第 1～第 21 天，1 次 /4 周）。6 周期后患者 APF 呈进行性下降，2020-04-23 行 PET-CT 检查示肝 MT 综合治疗后，与之前本院 PET-CT 图像比较：新增左侧锁骨区淋巴结转移，双侧髂血管旁、部分腹腔及腹膜后转移淋巴结、右侧结肠旁沟转移结节均较前增大、糖代谢增高；余前片所示转移淋巴结较前缩小、糖代谢减低，部分消失（病例 21 图 6）。

患者 2020 年 7 月采外周血再次行 NGS 检测，ctDNA 结果显示 TMB 5.02Muts/Mb，MSI-MSS。CCND1 拷贝数扩增 $n＝16.34$，FGF3 拷贝数扩增 $n＝21.3$，FGF4 拷贝数扩增 $n＝19.98$，FGF19 拷贝数扩增 $n＝16.43$，TP53 p.V272E（c.815T＞A）突变丰度：48.9%。因患者 NGS 仍提示 CCND1 基因及 FGF 信号通路基因明显扩增，遂于 2020-07-16 再次调整治疗方案为 PD-1 抗体 200mg（第 1 天，1 次 /2 周）＋哌柏西利 125mg ＋仑伐替尼 8mg 口服。因患者骨髓抑制明显，后续调整为 PD-1 抗体 200mg（第 1 天，1 次 /2 周）＋哌柏西利 75mg ＋仑伐替尼 8mg 口服；用药后疼痛有所缓解，尚未行影像学评估（病例 21 图 7）。

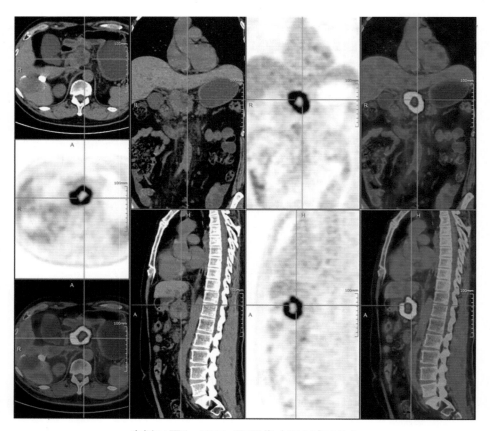

病例21图6　PET-CT图像（2020年4月）

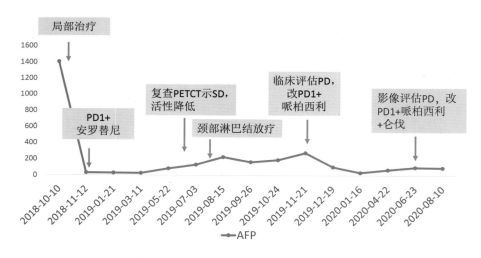

病例21图7　治疗小结及患者AFP水平

三、病例讨论

肝肉瘤样癌（sarcomatiod hepatocellular carcinoma，SHC）是一种罕见的恶性肿瘤，多见于中老年人，具有恶性程度高、病程进展快、预后差的特点。肝脏癌肉瘤也是肝脏罕见并且预后差的恶性肿瘤类型。临床上，肝脏癌肉瘤与肉瘤样癌的鉴别诊断十分困难。根据 2000 年版 WHO 消化系统肿瘤组织学分类，肝脏癌肉瘤定义为由上皮样成分（既可以是肝细胞源性也可以是胆管细胞源性）和肉瘤样成分紧密混杂在一起的恶性肿瘤，其肿瘤中既有癌成分，又有肉瘤成分。如果构成肉瘤样成分的梭形细胞仍然为上皮源性（表达上皮细胞标志物），则诊断为肉瘤样癌。2010 年第四版 WHO 将癌肉瘤认为是伴有肉瘤样分化的癌，也归为肉瘤样癌[1]。病理学上，肝肉瘤样癌和癌肉瘤均有两种形态，即梭形细胞肉瘤样区域＋癌区域（HCC 或 ICC）。而两者的不同点在于癌肉瘤的本质为癌和肉瘤，肉瘤成分不表达上皮标记、有明确病理类型。而肉瘤样癌的本质是癌，肉瘤成分表达上皮标记。大多见于伴有重复的化疗和动脉栓塞化疗的肝癌病例。临床特点上，两者均为男性多见，男女比例为 5 ∶ 1。临床症状多表现为腹痛，发病多见于中老年患者，平均发病年龄为 50.4 岁[2]。

关于 SHC 的治疗选择，目前 SHC 对放疗、化疗的有效性尚不清楚，无标准的治疗手段。其主要临床治疗手段为手术切除，肿瘤负荷较大无法进行手术者可行经导管肝动脉化疗栓塞术等方式进行治疗[3]，但由于肿瘤生长快，具有高侵袭性，术后仍有较高复发率，预后极差[4]；有统计显示患者中位生存期仅为 8.7 个月[5]，癌肉瘤的患者中位生存期仅有 4.8 个月[2]。

该患者 NGS 结果提示 CCND1 基因及 FGF 信号通路基因明显扩增。FGF 信号通路作为成纤维生长因子的重要分子，不仅对正常细胞的生长、生存、分化和血管化至关重要，对肿瘤的发生发展也起着重要的作用。而 CCND1 基因编码的蛋白质属于高度保守的细胞周期蛋白家族，在整个细胞周期内具有显著的蛋白质丰度周期性，CCND1 基因扩增预示着在肿瘤发展中起重要作用。安罗替尼是一个小分子络氨酸激酶抑制剂，可以抑制 VEGFR、PDGFR、FGFR、c-Kit 等多个通路激酶。哌柏西利则是一种口服细胞周期素依赖性激酶（CDKs）4 和 6 抑制剂。CDKs 4 和 6 是细胞周期的关键调节因素，其能够触发细胞周期进展。因此，基于该患者 PD-L1 表达以及 NGS 检测结果，我们首先选择了 PD-1 抑制剂加安罗替尼的治疗方案，取得了显著的疗效。在患者疾病进展后，改用 PD-1 抑制剂加哌柏西利的治疗方案，仍取得了较好的疗效。提示二代测序对罕见肿瘤患者的治疗指导意义。

四、病例点评

这是一例基于 NGS 检测结果进行精准靶向治疗获得较好疗效的成功案例。根据患者免疫组化 PD-L1 的表达水平，NGS 结果提示 CCND1 基因及 FGF 信号通路基因明显扩增，针对性选用 PD-1 抑制剂加安罗替尼的治疗方案，患者的无进展生存期就长达 12 个月。在肿瘤进展后，根据患者再次行 NGS 的检测结果，换用 PD-1 抑制剂加哌柏西利的治疗方案，患者的无进展生存期超过 3 个月，生存期远远长于中位生存期。

SHC 是一类恶性程度高、预后差的罕见恶性肿瘤，相关研究报道较少。关于癌肉瘤的发生机制，有三种学说。第一种为癌与肉瘤的单克隆学说，第二种学说认为肿瘤干细胞可同时分化为癌和肉瘤的成分，第三种则认为癌细胞可以转化为肉瘤成分。现针对 SHC 二代测序的结果支持癌与肉瘤的单克隆学说，认为 TP53、NF1/2 和 VEGFA 基因改变可能与肝脏癌肉瘤的发生有关。同时，测序结果发现了针对 PI3K/AKT/mTOR 通路异常、MET 扩增等的多个靶点，为肝脏癌肉瘤的靶向治疗提供了依据。

二代测序是一种高通量测序方法，以高输出量和高解析度为主要特色，能一次并行对几十万到几百万条 DNA 分子进行序列读取，在提供丰富的遗传学信息的同时，还可大大降低测序费用，缩短测序时间。NGS 技术可检测基因的多种变异形式如点突变、拷贝数变异、融合 / 重排、插入或缺失、克服传统单基因检测方法和热点 NGS 检测局限性，NGS 一次检测能够检出多个基因，并且能检出已知和未知的多种变异形式，检测的灵敏度高。同时还可检测免疫治疗相关指标 MSI、TMB 等。肿瘤治疗耐药的出现多是由于肿瘤时间和空间的异质性，也提示肿瘤治疗的复杂性。因此，根据患者病情情况，在肿瘤进展后积极开展二次活检，获取病理标本再次进行二代测序的分子检测解析敏感突变与耐药突变，在临床治疗中可以起到有效的指导作用，为患者选择最合适的个体化靶向治疗，改善肿瘤患者的预后。

通过该案例印证了二代测序对罕见肿瘤患者的治疗指导意义。通过 NGS 检测进行精准靶向治疗可显著改善患者的总生存时间，同时可进一步探索罕见肿瘤的发病机制。

（病例提供：刘　青　复旦大学附属中山医院）

（点评专家：王　妍　复旦大学附属中山医院）

参考文献

[1]Bosman FT，Carneiro F，Hruban RH，et al.World Health Organization classification of tumours of the digestive system，4th ed[M].Lyon：IARC Press，2010：249.

[2]Wang QB，Cui BK，Weng JM，et al.Clinicopathological characteristics and outcome of primary sarcomatoid carcinoma and carcinosarcoma of the liver[J].J Gastrointest Surg，2012，16（9）：1715-1726.

[3]Seok JY，Kim YB.Sarcomatoid hepatocellular carcinoma[J].Korean J Hepatol，2010，16（1）：89-94.

[4]Giunchi F，Vasuri F，Baldin P，et al.Primary liver sarcomatous carcinoma：report of two cases and review of the literature[J].Pathol Res Practice，2013，209（4）：249-254.

[5]Yamamoto T，Kurashima Y，Ohata K，et al.Carcinosarcoma of the liver：report of a case[J].Surgery Today，2014，44（6）：1161-1170.

病例22　基于基因检测的平滑肌肉瘤精准治疗

一、病历摘要

（一）病史简介

患者女性，44岁，主诉"子宫肿瘤术后2年，复发1个月余。"

2019年10月因月经量增多2个月余在当地医院就诊。血常规检查提示血红蛋白75g/L。超声检查显示子宫前壁86mm低回声团块。当地临床诊断为子宫平滑肌瘤，行腹腔镜下子宫肌瘤剥除术＋右侧输卵管系膜囊肿剥除术。病理：子宫平滑肌瘤。

术后未进行辅助放化疗。2020年1月患者自行扪及下腹部肿块，逐渐增大。CT提示盆腔占位（直径约10cm）。2020年3月当地医院再次手术，切除范围包括"全子宫＋双侧输卵管＋盆腔病灶"，术后病理提示为平滑肌肉瘤，盆腔肿瘤9.8cm，左侧输卵管系膜见肿瘤组织累及，子宫内膜、宫颈管、宫颈及右输卵管未见癌细胞累及。

术后病理经过上级医院会诊：（子宫）平滑肌肉瘤并浸润/转移至盆腔，累及左侧输卵管系膜，子宫内膜、宫颈管、宫颈及右侧输卵管未见肿瘤累及。免疫组化：Vimentin（＋），SMA（＋），Ki-67（90%＋）。

术后异环磷酰胺联合表柔比星方案辅助化疗6周期至2020年8月。

2020年12月复查PET-CT显示，盆腔复发，肿瘤59mm×34mm；两肺小结节，考虑转移。术后无病生存时间DFS为9个月。

2020年12月再次行双侧卵巢切除术＋阑尾切除术＋肿瘤细胞减灭术，术后病理符合平滑肌肉瘤术后复发。术后外院进行脂质体多柔比星联合贝伐珠单抗化疗2周期后，2021年2月复查盆部MRI显示盆腔内数枚团块状结节，考虑复发。胸部增强CT：右肺中叶内磨玻璃结节。本次减瘤术后的无病生存时间 DFS 仅为 2 个月。

患者于 2021 年 3 月就诊我科。

既往患者 2012 年行"卵巢畸胎瘤手术"具体不详。家族史无特殊。

（二）专科查体

T 36.5℃，P 92 次 / 分，R 20 次 / 分，BP 124/79mmHg。BMI 20.0，BSA 1.72m²，PS 1 分，NRS（疼痛）0 分。

腹平软，下腹部可扪及质硬包块，无压痛、反跳痛。心肺听诊无异常。

（三）辅助检查

实验室检查：无明显异常。

影像学检查：腹盆增强 CT 显示盆腔占位，肿瘤最长径为 10.6cm；左肾结石，左输尿管下段结石，双肾盂及输尿管积水。胸部 CT 示两肺多发转移。

NGS：BRCA2 缺失（拷贝数为 0），ATRX 突变（p.P1029Lfs*4 Exon9 突变峰度 33.75%），DDR2 拷贝数增加（峰度 8），MCL1 拷贝数增加（峰度 6）、NTRK1 拷贝数增加（峰度 6）、PK3CB 拷贝数增加（峰度 7）、PTK6 拷贝数增加（峰度 6）、RIT1 拷贝数增加（峰度 8），SLIT2 突变（c4137-2 4137del）。

二、诊疗过程

分期（子宫平滑肌肉瘤术后复发 rpT₃N₀M₁，G₃ Ⅳ 期）。

分期（子宫平滑肌肉瘤术后复发 $rpT_3N_0M_1$，G_3 Ⅳ 期）。

诊断依据：根据患者主诉、影像学、病理等可诊断。

2021-03-24 行髂动脉造影＋TACE 术：见盆腔肿块轻度染色，超选至髂内动脉，注入 DDP 40mg，再注入吸收性明胶海绵颗粒 350 ～ 560μm 1/2 瓶及 560 ～ 710μm 1/2 瓶，复查造影见栓塞良好。

2021-03-25 至 2021-04-23 行姑息一线第 1 ～第 3 周期吉西他滨＋顺铂方案化疗。

2021-05-27 查胸腹盆增强 CT：子宫 MT 综合治疗后，盆腔复发灶，较前 2021-03-19 明显缩小，侵犯双输尿管下段可能，左侧尿路积水，右肾轻度积水。两肺小结节，较 2021-03-19 片缩小（病例 22 图 1）。评估患者病情 PR。

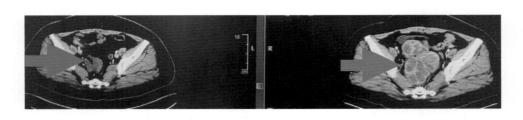

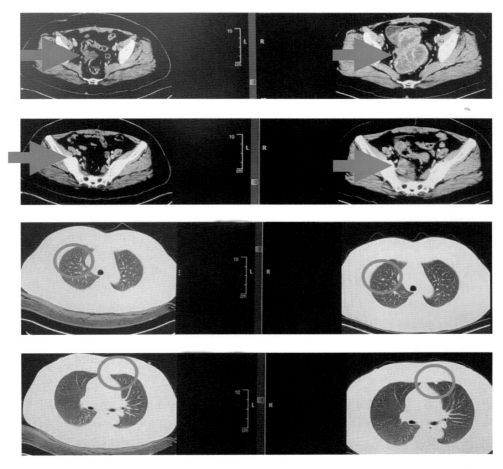

病例22图1　　治疗前后影像学评估PR

三、病例讨论

病理科：子宫平滑肌肉瘤是子宫最常见的肉瘤，但仅占所有子宫恶性肿瘤的
1%～2%，是一个相对罕见的肿瘤。从病理诊断的角度，子宫平滑肌肿瘤的难点在于
良恶性的判断，也就是瘤和肉瘤的鉴别诊断。子宫平滑肌瘤和平滑肌肉瘤的临床表现相
似，通常表现为阴道流血、下腹痛和盆腹腔包块，一般来说子宫平滑肌肉瘤的发病年龄
比子宫平滑肌瘤要大 10 岁，在 50 岁左右。根据最新 2020 年第 5 版女性生殖系统 WHO
分类，子宫平滑肌肉瘤的诊断标准依旧严格且复杂，所以有一部分高分化的平滑肌肉瘤
首次手术会出现难以明确病理诊断的情况。本例从免疫组化结果看，SMA、Calpoinin、
ER 和 PR 阳性，这些是支持平滑肌源性肿瘤的诊断[1]。结合本例的临床病程，诊断恶性
的平滑肌肉瘤是明确的（当然还要结合其他的病理形态学，比如坏死、核异型和核分裂
象等）。从目前报道的文献来看，子宫平滑肌肉瘤最常见的基因改变是 TP53、ATRX 和

MED12，本例的基因检测结果中有 ATRX 的突变，虽然该突变不具有诊断特异性，但是也间接地支持了平滑肌肉瘤的诊断。所以本例病理诊断是子宫平滑肌肉瘤。当子宫平滑肌肉瘤发病 < 50 岁，肿瘤 < 5cm，分期早、分化好、核分裂象少的时候，通常预后较好，但肿瘤 > 5cm 时无病生存率降至 30%，本例初诊时肿瘤 > 5cm，可能是其生物学行为不良的原因之一。病理诊断明确，请临床按子宫平滑肌肉瘤讨论和处理。

介入科：子宫平滑肌肉瘤为罕见肿瘤，确诊时多处于晚期。介入诊疗技术具有创伤小、并发症少、可重复等优势，在肉瘤的临床诊疗中的应用越来越广泛。肉瘤临床应用较多的介入诊疗技术主要有经皮穿刺活检术、TACE、碘 –125 放射性粒子植入术以及经皮消融术等。鉴于这个患者的子宫平滑肌肉瘤血供丰富，还是符合介入治疗的适应证。目前，经过两次介入治疗＋系统化疗后，盆腔复发灶明显缩小，取得较为满意的效果。因此，子宫平滑肌肉瘤需要多学科合作，综合多种治疗方式，根据具体病情，制订个性化最佳诊疗方案，获得最优治疗效果。

肿瘤内科：该病例为平滑肌肉瘤术后反复复发，肿瘤恶性程度高，术后使用蒽环类、异环磷酰胺为基础化疗药物以及贝伐珠单抗抗血管治疗都不能满意控制肿瘤进展。患者外院基因检测结果提示：BRCA2 基因缺失，ATRX 基因突变，高度提示 HRD 通路改变。既往乳腺癌[2] 及卵巢癌、胰腺癌等上皮肿瘤中多项研究提示 BRCA2 基因突变的患者能够从铂类治疗中获益，因此在一线治疗失败后借鉴其他瘤种的经验，全身治疗选用顺铂为基础药物联合能够使平滑肌肉瘤患者获益的吉西他滨化疗，3 周期后患者肿瘤明显缩小，疗效评估为 PR。该患者从铂类治疗中显著获益。在尤文肉瘤中有研究证实 PARP 抑制剂联合替莫唑胺可促进肿瘤细胞凋亡。2021 年 ASCO 报道奥拉帕利联合替莫唑胺在晚期子宫平滑肌肉瘤中Ⅱ期研究的初步结果显示，mPFS 为 6.9 个月，6 个月 ORR 为 23%，中位 DOR 为 12 个月。胰腺癌的 POLO 研究[3] 中在一线接受铂类为基础的化疗后使用奥拉帕利维持治疗可显著延长患者生存。诸多研究提示本例患者可能从 PARP 抑制剂中获益，在维持治疗阶段可考虑使用奥拉帕利维持。

普外科：腹部软组织肿瘤中平滑肌肉瘤（leimyosarcoma，LMS）发病率居于第二位，根据 LMS 来源可分为子宫平滑肌肉瘤（U–LMS）及软组织平滑肌肉瘤。其中，U–LMS 常常首诊于妇科，误诊为平滑肌瘤。患者通常接受腹腔镜下肿瘤剥除术。在行腹腔镜手术过程中，挤压、剥离等操作可能导致肿瘤破裂或肿瘤细胞脱落，从而形成腹盆腔的广泛种植及血行的转移[4]。此例患者均存在腹盆腔的广泛复发及肺转移。患者术后短期内（不足 2 个月）再次出现复发，而这种复发间隔较短也预示着患者的预后较差。复发后患者接受两次手术，且第 3 次手术为减瘤术，术后也辅以相应化疗及靶向治疗。

2021 年 3 月开始接受铂类治疗，2021 年 5 月复查提示肿瘤较前缩小且存在肺转移及尿路积水。结合病史，考虑如下：

患者既往 3 次盆腔手术病史，盆腔存在广泛粘连，手术存在一定的难度；且腹腔肿瘤为广泛多发，手术难以达到 R0/R1 切除。

患者存在尿路积水，肿瘤压迫及侵犯可能性大，若行手术治疗可能需将受侵犯的输尿管切除后重建；肿瘤若累及膀胱后三角、输尿管汇合部将进一步增加手术难度；为防止进一步加重肾功能损害，建议先行输尿管支架置入。

若转化治疗无效或者患者无法耐受转化治疗的前提下可考虑实施手术。

患者肺转移为较小的两肺多发、散在病灶，行手术切除较为困难，若在新辅助治疗过程中增多、增大可考虑行介入消融治疗。

患者基因检测结果提示：存在同源重组修复（HRD）信号通路的突变以及酪氨酸激酶相关信号通路的异常。结合患者接受铂类治疗后出现肿瘤缩小，这提示对药物作用于细胞 DNA 断裂及 DNA 修复功能的异常。通过铂类药物使用可以看出肿瘤缩小的趋势，但患者因较为严重的不良反应导致减量，继续使用需慎重考虑。

零散的报道提示 PARP 酶抑制剂（PARPi）在 LMS 患者中有一定的尝试，且取得较为不错的效果。目前相关 PARPi 用于 LMS 的临床研究业已开展。同时，HRD 信号通路的异常，可能导致新抗原的产生，这也使得 PARPi 联合免疫治疗在 LMS 中的尝试成为一种手段。但该患者免疫治疗相关预测不够理想。

对于局部进展期 LMS，抗血管治疗体现出一定的价值及意义。结合患者基因检测信息提示酪氨酸激酶通路的异常可以考虑联合抗血管治疗。

四、病例点评

该病例既往蒽环联合异环磷酰胺一线治疗肿瘤仍多次复发，抗血管治疗联合蒽环类药物不能控制疾病快速进展，该平滑肌肉瘤病例生物学行为恶性程度高，既往化疗不敏感。在肿瘤治疗进入精准化、个性化定制治疗的新时期，我们充分参考其他瘤种的研究数据，根据基因提示同源重组修复通路异常选用顺铂为基础的化疗产生良好应答甚至神奇的疗效。同时，在多学科讨论和各个科室专家的群策群力下，我们也对病灶进行介入栓塞、灌注铂类药物、全身化疗结合局部治疗使肿块明显缩小。患者盆腔多次术后存在粘连可能，且现在病灶控制良好，生活质量较高，药物治疗使患者充分获益暂时不考虑手术。后续建议尝试 PARP 抑制剂维持治疗，并盆腔病灶放疗。定期随访。该病例充分体现了多学科讨论及协作在软组织肉瘤中的重要作用，并借鉴了其他瘤种中的数据，根据基因检测结果为患者谋求到更大获益，是一个值得深入学习的病例。

（病例提供：游　洋　复旦大学附属中山医院）

（点评专家：周宇红　复旦大学附属中山医院）

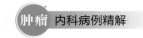

参考文献

[1]WHO Classification of Tumors Editoral Board.Female genital tumors（5th Eds）.In WHO classification of tumors series[M].Lyon：IARC Press，2020，283-297.

[2]Andrew T，Holly T，Maggie C，et al.Carboplatin in BRCA1/2-matuted and triplenegative breast cancer BRCAness subgroups：the TNT Trial[J].Nature Medicinenature，2018，24（5）：628-637.

[3]Li H，Jian T，Zhiqiang Z，et al.Molecular signatures of BRCAness analysis identifies PARP inhibitor Niraparib as a novel targeted therapeutic strategy for soft tissue Sarcomas[J].Theranostics，2020，10（21）：9477-9494.

[4]Bogan G，Cliby WA，Aletti GD.Impact of morcellation on survival outcomes of patients with unexpected uterine leiomyosarcoma：a systematic review and meta-analysis[J].Gynecol Oncol，2015，137（1）：167-172.

病例23　心脏血管肉瘤一线治疗

一、病历摘要

（一）病史简介

患者男性，50岁，2019年12月出现前胸部和后背部隐痛。外院胸部CT检查提示前纵隔占位，病灶侵犯右心、肺动脉干及左头臂静脉，合并纵隔多发淋巴结大，两肺多发实性及磨玻璃结节，两肺肺气肿。胸部MRI显示前纵隔占位，病灶侵犯右心、肺动脉干及左头臂静脉，考虑恶性淋巴瘤可能大。外院行CT引导下纵隔病灶穿刺活检，病理考虑为上皮样血管肉瘤，免疫组化：CD34（血管+），CD31（+），ERG（+），FLI-1（+）。2020年1月至我院就诊，病理会诊：结合原单位免疫组化标记结果，符合差分化血管肉瘤，伴坏死。

既往有吸烟史30年，每日吸烟1包；饮酒史8年，每日饮酒150ml。

否认肿瘤家族史、否认传染病史。

（二）专科查体

T 36.2℃，P 108次/分，R 20次/分，BP 134/98mmHg。BMI 20.02，BSA 1.79m^2，PS 1分，NRS（疼痛）0分。

心律齐，心率 108 次 / 分，第二心音亢进，未闻及其他异常杂音。叩诊心脏浊音界增大。肺部听诊双下肺呼吸音减弱，无干湿啰音。腹部触诊无明显异常。

（三）辅助检查

血常规提示贫血，血红蛋白 95g/L；D- 二聚体 3.66mg/L（0.0 ～ 0.8mg/L）；心肌标志物 NT-proBNP 1396pg/ml（0 ～ 100pg/ml）。

心电图：窦性心动过速，T 波浅倒置。

入院后心脏彩超检查提示心包腔内、右心房、右心室侧壁侧方见大块实质性中高回声占位，范围约 137mm×52mm，与右心房及右心室侧壁粘连，并向右心腔内突起，以三尖瓣环处为明显，活动度小，但未引起明显心腔内血流动力学异常；该占位延续至肺动脉主干侧壁，肺动脉远端显示欠佳；肿瘤包绕上腔静脉及升主动脉近端。三尖瓣不增厚，开放不受限，彩色多普勒示轻微三尖瓣反流。左室射血分数（LVEF）64%。

肺动脉 CTA：未见明确栓子形成，前纵隔 MT 侵犯右心、升主动脉与肺动脉主干，两侧胸腔积液。

PET-CT 显示纵隔 MT 占位，最大截面 135.7mm×115.7mm，肿瘤侵犯右心及毗邻血管；双侧胸膜及心包膜转移；纵隔、左侧内乳及膈上心周淋巴结转移；右侧第 1 掌骨、右侧第 8 后肋及右侧肱骨头转移；双侧锁骨区淋巴结转移不除外。

二、诊疗过程

结合患者病史、体征、实验室和影像学检查结果，参考穿刺病理结果，临床诊断考虑为：原发心脏血管肉瘤，伴胸膜、心包、淋巴结、骨多发转移，Ⅳ期。

经过 MDT 讨论，专家一致认为，心脏原发差分化血管肉瘤诊断明确，肿瘤广泛转移，目前暂无手术指征和放疗指征，建议抗肿瘤药物治疗。结合患者的心脏情况，建议密切监测血压，定期随访肌钙蛋白、CK-MB、NT-proBNP、心电图、心脏彩超等。

患者 2020 年 1 月起接受了 8 周期姑息一线化疗，方案为吉西他滨联合白蛋白紫杉醇联合安罗替尼。

患者化疗后症状明显改善，各项实验室指标好转，贫血纠正（Hb）、D- 二聚体下降（2.70ng/ml）、NT-proBNP 降至 250pg/ml。

2020 年 5 月复查 PET-CT，与 2020 年 1 月基线 PET-CT 图像比较：①纵隔病灶及纵隔、左侧内乳和膈上转移淋巴结较前缩小（最大直径约 45mm）、糖代谢减低；右侧第 1 掌骨、右侧肱骨头糖代谢较前增高；双侧胸膜病灶消失；右侧第 8 后肋糖代谢较前减低；②右肺上叶慢性炎性小结节可能；双侧胸腔积液消失；③双侧锁骨区淋巴结较前缩小、糖代谢减低（病例 23 图 1）。疗效评估达 PR。

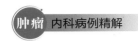

2020-01　　　　　　2020-05

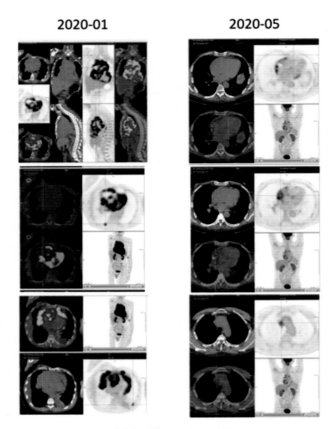

病例23图1　PET-CT

2020年8月CT评估：肿瘤的疗效持续PR。（心脏病灶最大直径约34mm）病例23图2。

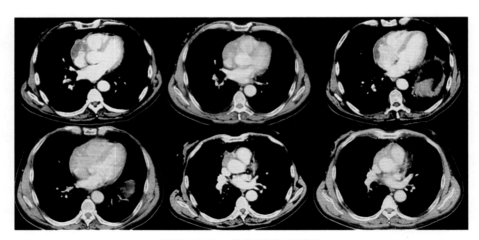

病例23图2　胸部增强CT检查

心脏彩超变化：

2020 年 3 月：心包腔内、右心房右心室侧壁侧方见中等回声占位，范围约 45mm×23mm（较前明显缩小，治疗前基线为 137mm×52mm），LVEF 64%。

2020 年 7 月：心包腔内、右心房右心室侧壁侧方见中等回声占位，范围约 37mm×29mm（较前缩小），LVEF 66%。

2020 年 9 月：心包腔内、右心房右心室侧壁侧方见中等回声占位，范围约 33mm×23mm，LVEF 67%。

维持治疗：2020 年 8 月起维持治疗方案调整为安罗替尼联合吉西他滨联合 PD-1 抑制剂（特瑞普利单抗）治疗。

随访至 2021 年 10 月，患者肿瘤直径 32mm，左室射血分数维持在大于 60%。

三、病例讨论

原发性心脏血管肉瘤（primary cardiac angiosarcoma）是原发性心脏恶性肿瘤中最常见的病理类型，发病年龄 30 ～ 50 岁，男性高于女性，90% 以上病变发生于右心房[1, 2]。

临床症状多见呼吸困难、胸痛和心力衰竭，少见心包积液、腔静脉梗阻、肺栓塞、咯血等，由于疾病初期尚未造成血流动力学障碍，故无明显症状，易被忽视，但因其恶性程度高、进展快，66% ～ 89% 的患者就诊时已发生肺、肝、骨及淋巴结转移[3]。

超声心动图是检测心脏肿瘤的无创影像学诊断方法，能评价心脏各个腔室的形态和功能，并可准确地观察心脏肿瘤的位置、大小、形态、活动度并评估血流动力学。CT 和 MRI 主要显示心脏肿瘤大小及与周围临近组织血管的关系，同时磁共振成像还可评估心脏功能和血流量，为手术方法的选择提供依据。PET-CT 是将 CT 解剖成像和 PET 功能成像相融合，既可反映肿瘤的功能代谢，以鉴别肿瘤的良恶性，又能显示局部及全身的肿瘤侵犯及转移程度，具有灵敏度高、特异性强及全身性的特点，对肿瘤的诊断、分期、治疗都有重要作用。

由于原发性心脏血管肉瘤较为罕见，目前临床上尚无规范的治疗手段。如无明显转移或手术禁忌证，根治性手术为最重要的治疗方法。无法手术切除的患者 9 ～ 12 个月的生存期仅仅为 10%[4]。

术后辅助化疗尚无明确统一的方案，临床使用较多的药物有阿霉素、异环磷酰胺、长春新碱、氮烯唑胺等，近几年紫杉类化疗药物在血管肉瘤的治疗中显示出较好的疗效[5]。分子靶向药物伊马替尼、索拉非尼、贝伐珠单抗等均显示出一定的临床治疗效果[6, 7, 8]。也有临床试验比较发现多西他赛联合贝伐单抗较多西他赛单药化疗未显示出明显的临床效果[9, 10, 11]。

抗血管靶向治疗对心脏血管肉瘤可能存在良好疗效：

帕唑帕尼是一种多靶点 TKI（酪氨酸激酶抑制剂），已批准用于 STS 患者的二线及以上治疗，靶向 PDGFR，VEGFR1、VEGFR2 和 VEGFR3。一项对 PALETTE 研究中治疗的 40 例血管肉瘤患者的回顾性分析显示，20% 高响应率患者 PFS 中位数为 3 个月，在 Ⅰ B/ Ⅱ A 期临床试验中，将帕唑帕尼与抗内啡肽抗体 TRC105 联合用于 5 例血管肉瘤的患者中，两人具有持久性的完全缓解（CR），目前正在进行一项在血管肉瘤患者中对比单药帕唑帕尼 vs 帕唑帕尼联合 TRC105 的随机Ⅲ期试验。

索拉非尼是一种同时靶向 VEGFR2 和 VEGFR3 的 RAF 激酶抑制剂，在 NCT00874874 研究中包括的 37 名血管肉瘤患者中，有 5 名出现部分缓解（ORR 14%），血管肉瘤队列中位 PFS 为 3.8 个月。基于这些发现，对 41 名血管肉瘤患者进行了Ⅱ期试验。在这项研究中，浅表血管肉瘤的中位 PFS 仅为 1.8 个月，内脏血管肉瘤的中位 PFS 仅为 3.8 个月。

阿昔替尼（抑制 VEGFR1、VEGFR2 和 VEGFR3 活性）在体外单药治疗中未能诱导细胞死亡，但与紫杉醇联合使用可产生加和效应。一项针对阿西替尼的多阶段Ⅱ期研究已经进行，正在等待结果。

舒尼替尼（靶向 VEGFR1、VEGFR2 和 VEGFR3 的 TKI）在体内和体外均经过测试，但未显示出细胞毒性作用。据报道，仅有少数接受舒尼替尼治疗的血管肉瘤患者。目前，一项Ⅱ期临床研究正在研究瑞戈非尼（靶向 VEGF 受体等）在血管肉瘤患者中的作用。

抗血管生成 TKI 还包括国产的安罗替尼、阿帕替尼、索凡替尼、呋喹替尼之类的，原理都是靶向 VEGF 途径的抗血管生成。安罗替尼在国内上市，其在软组织肉瘤的临床研究中提示对多种软组织肉瘤具有较好疗效，是可以选用的治疗方案。

免疫治疗是血管肉瘤的可选方案：

SWONGS1609 研究：该项前瞻性Ⅱ期临床试验（SWONG S1609，cohort 51）主要研究了转移性或不可切除的血管肉瘤患者接受 1mg/kg ipilimumab Ⅳ 1 次 /6 周和 240mg nivolumab Ⅳ 1 次 /2 周联合治疗的疗效。在 ASCO 2020（NCT02834013）上公布了其结果，主要终点是 ORR，次要终点包括 PFS 和 OS。最终入组 9 例为皮肤血管肉瘤，7 例为非皮肤血管肉瘤。ORR 为 25%，6 个月 PFS 率为 38%，而 60% 的皮肤血管肉瘤存在确定的疾病响应。因此，免疫治疗在血管肉瘤患者中具有重要地位，可能提高患者应答率，是该患者可选用的治疗方案。

四、病例点评

心脏血管肉瘤作为一种罕见肿瘤，在治疗上尚无定论性的标准治疗方案。本例心脏血管肉瘤患者具有典型的病理学、影像学表现。治疗上使用抗血管治疗联合免疫治疗和化学治疗获得了良好的临床疗效，对于不能手术切除的患者极大地延长了患者生存期。是不可多得的综合治疗范例。该病例的治疗借鉴了多个回顾性分析的数据和前瞻性研究的提示，为心脏血管肉瘤这种罕见肿瘤的治疗提供了新的指导。

（病例提供：游　洋　复旦大学附属中山医院）
（点评专家：庄荣源　复旦大学附属中山医院）

参考文献

[1]Orlandi A，Ferlosio A，Roselli M，et al.Cardiac sarcomas：an update[J].J Thorac Oncol，2010，5（9）：1483-1489.

[2]Butany J，Nair V，Naseemuddin A，et al.Cardiactumours：diagnosis and management[J].Lancet Oncol，2005，6（4）：219-228.

[3]Bouma W，Lexis CP，Willems TP，et al.Successful surgical excision of primary right atrial angiosarcoma[J].J Cardiothorac Surg，2011，6（1）：47.

[4]Leja MJ，Shah DJ，ReardonMJ.Primary cardiactumors[J].Tex Heart Inst J，2011，38（3）：261-262.

[5]Kajihara I，Kanemaru H，Miyake T，et al.Combination chemotherapy with S-1 and docetaxel for cutaneous angiosarcoma resistant to paclitaxel[J].Drug Discov Ther，2015，9（1）：75-77.

[6]Maki RG，D'Adamo DR，Keohan ML，et al.Phase Ⅱ study of sorafenib in patients with metastatic or recurrent sarcomas[J].J Clin Oncol，2009，27（19）：3133-3140.

[7]Chugh R，Wathen JK，Maki RG，et al.Phase Ⅱ multicenter trial of imatinib in 10 histologic subtypes of sarcoma using a bayesian hierarchical statistical model[J].J Clin Oncol，2009，27（19）：3148-3153.

[8]Agulnik M，Yarber JL，Okuno SH，et al.An open-label，multicenter，phase Ⅱ study of bevacizumab for the treatment of angiosarcoma and epithelioid hemangioendotheliomas[J].Ann Oncol，2012，24（1）：257-263.

[9]Ray-Coquard IL，Domont J，Tresch-Bruneel E，et al.Paclitaxel given once per week with or without bevacizumab in patients with advanced angiosarcoma：a randomized phase Ⅱ trial[J].J Clin Oncol，2015，33（25）：2797-2802.

[10]Takenaka S，Hashimoto N，Araki N，et al.Eleven cases of cardiac metastases from

soft-tissue sarcomas[J].Jpn J Clin Oncol，2011，41（4）：514-518.

[11]Look Hong NJ，Pandalai PK，Hornick JL，et al.Cardiac angiosarcoma management and outcomes：20-year single-institution experience[J].Ann of Surg Oncol，2012，19（8）：2707-2715.

病例24 晚期恶性周围神经鞘膜瘤综合治疗

一、病历摘要

（一）病史简介

患者女性，15岁，主诉"恶性周围神经鞘膜瘤术后复发2周"。

2018年12月自行触及左腹部肿块，外院B超示：腹腔巨大实质性占位，大小171mm×119mm×172mm，腹腔中等量积液。腹部增强CT示：左侧腹膜后巨大囊实性占位，向下延伸至腹盆腔左侧，伴腹盆腔积液。2019-01-14外院行腹膜后肿瘤切除术，术后病理：恶性周围神经鞘膜瘤（MPNST），免疫组化：S-100小灶+，MyoD1小灶+、Myogenin小灶+，Ki-67 80%+，P16-，P53小灶弱+。基因检测报告：FGFR1（拷贝数扩增，CN＝3.78），NF1（15号外显子p.S574T错义突变），NF1（拷贝数缺失，CN＝0.79），LRP1B（6号外显子p.H236Y错义突变），PRKDC（拷贝数扩增，CN＝3.96）。2019年2月外院复查B超示：左中腹部可见低回声包块72mm×66mm，外形不规则，内部回声不均并可见少量血流信号。否认肿瘤家族史。

（二）专科查体

T 36.3℃，P 86次/分，R 20次/分，BP 105/58mmHg。BMI 20.55，BSA 1.46m²，PS 3分，NRS（疼痛）3分。

躯干、腋窝及手背皮肤可见咖啡斑，腹膨隆，腹部可扪及巨大肿块，边界不清，质硬、无压痛，肝肋下未及，Murphy征阴性，移动性浊音阳性。

（三）辅助检查

入院查血常规：血红蛋白88g/L；凝血功能、肝肾功能等基本正常。肿瘤标志物：CA125 183.5U/L（0～24U/L）、NSE 26.6ng/ml（＜16.3）。

PET-CT示腹盆腔多发种植转移，骶骨转移，肿瘤糖代谢活跃；肠道、左侧腰大肌及髂腰肌受侵可能；腹盆腔积液。

手术标本经我院病理科会诊示梭形细胞肿瘤，结合形态及原单位免疫组化结果，S-100小灶+、MyoD1小灶+、Myogenin小灶+，考虑为恶性周围神经鞘膜瘤伴有肌源性分化。

二、诊疗过程

入院后完善 PET-CT 示腹盆腔多发种植转移，骶骨转移，肿瘤糖代谢活跃；肠道、左侧腰大肌及髂腰肌受侵可能；腹盆腔积液（病例 24 图 1A）。PET-CT 结果提示腹盆腔巨大占位，肿瘤负荷大。实验室检查示血红蛋白 88g/L、CA125 183.5U/L、NSE 26.6ng/ml。同时完善病理会诊，考虑恶性周围神经鞘膜瘤伴有肌性分化。NGS 检测提示 NF1 缺失。结合患者的病史、体征、实验室、病理及影像学检查，目前临床诊断为：恶性周围神经鞘膜瘤Ⅳ期（NF1 相关型），腹盆腔多发转移、骶骨转移；中度贫血；腹盆腔积液。

参考 NCCN 指南、文献检索结果，并结合患者的病情和耐受性，给予异环磷酰胺（总量 9g/m²）联合依托泊苷（总量 500mg/m²）分 5 天静脉注射的方案进行化疗。同时予腹腔穿刺置管引流。患者在第 1 周期化疗第 4 天出现血尿，考虑异环磷酰胺引起的出血性膀胱炎，予暂停化疗，并加强水化及美司钠解毒后好转。第 2 周期起予减量化疗，调整异环磷酰胺（总量 7g/m²）及依托泊苷（总量 400mg/m²）用量，分 5 天静脉注射，并加强水化和解毒，患者未再发生出血性膀胱炎。化疗后予长效重组人粒细胞刺激因子预防性升白。从第 2 周期起尝试联合 mTOR 抑制剂西罗莫司 2mg 1 次 / 日治疗。联合西罗莫司治疗没有明显增加不良反应，患者耐受性良好。6 周期后复查 PET-CT 示肿块明显缩小、糖代谢明显减弱，疗效评估为 PR（病例 24 图 1B）。

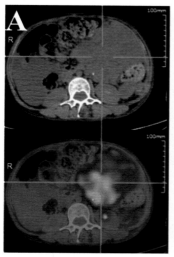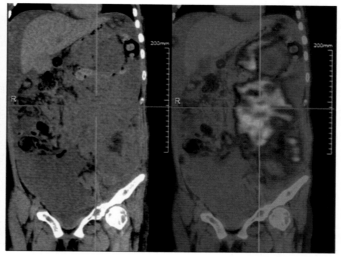

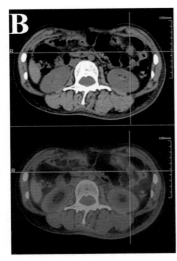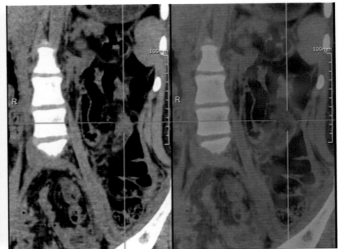

病例24图1　PET-CT

A：基线评估 PET-CT 示腹盆腔多发种植转移，肿瘤糖代谢活跃，腹盆腔积液；B：经异环磷酰胺联合依托泊苷联合西罗莫司方案治疗 6 周期后复查 PET-CT 显示肿瘤大小明显缩小、糖代谢明显减弱。

三、病例讨论

1. 恶性周围神经鞘膜瘤的诊断和分型　恶性周围神经鞘膜瘤（MPNST）是一种比较少见的梭形细胞肉瘤，占软组织肉瘤的 5% ~ 10%。约 50% 的 MPNST 由 1 型神经纤维瘤病（NF1）发展而来，40% ~ 47% 为散发型，另有 10% ~ 13% 与放疗相关[1]。散发型患者诊断时的中位年龄为 41 岁，而 NF1 相关型患者通常更年轻，平均年龄为 28 岁[2]。MPNST 常表现为持续增大的肿块，发病部位最常见于四肢和骨盆的神经根和神经束附近，临床症状包括疼痛、感觉异常和神经功能缺损。

NF1 是一种常见的遗传疾病和癌症易感症，是由肿瘤抑制基因 NF1 突变引起的综合征[3]。NF1 编码神经纤维蛋白，能够负向调节 Ras 信号通路。NF1 患者临床表现包括咖啡斑、皮下神经纤维瘤、丛状神经纤维瘤等[4]。其中 8% ~ 16% 的 NF1 患者会进一步发展为 MPNST，是 NF1 最主要的死因。NF1 相关型 MPNST 的预后非常差，5 年生存率 15% ~ 50%。

2. 晚期恶性周围神经鞘膜瘤的治疗方案　完整的手术切除是 MPNST 根治的唯一手段。晚期 MPNST 目前没有标准治疗方案，临床实践中常参考非特指型软组织肉瘤的化疗方案，如多柔比星联合异环磷酰胺。除此之外，对恶性周围神经鞘膜瘤有一定活性的化疗药物包括达卡巴嗪、依托泊苷、卡铂、吉西他滨等[5, 6]。一项回顾性研究分析了 2675 例软组织肉瘤，其中有 175 例 MPNST[7]。结果表明在晚期 MPNST 的治疗中，阿霉素联合异环磷酰胺方案的疗效优于阿霉素单药或异环磷酰胺单药，MPNST 和其他类型的 STS 化疗疗效相似，ORR 分别为 21% 和 22%。而在另一项 SAC006 研究中，患者接受 2 周期异环磷酰胺＋多柔比星及 2 周期异环磷酰胺酰胺＋依托泊苷治疗[8]。4 周期后，有 17.9%（5/28）NF1 相关型患者疗效达到 PR，44.4%（4/9）的散发型患者疗效达到 PR。

3. mTOR 抑制剂在 NF1 相关型恶性周围神经鞘膜瘤的应用　在 NF1 相关型恶性周围神经鞘膜瘤的发病机制中，PI3K/AKT/mTOR 是非常重要的信号通路。由于传统化疗治疗效果有限，有临床研究尝试联合靶向 mTOR 信号通路的抑制剂进行治疗。SARC016 研究纳入难治性 MPNST 患者，使用 mTOR 抑制剂依维莫司联合贝伐单抗进行治疗[9]。12%（3/25）的患者在经过治疗后疾病稳定控制超过 4 个月，其中 2 例患者为 NF1 相关型。

本例 NF1 相关型 MPNST 患者探索了异环磷酰胺联合依托泊苷联合 mTOR 通路抑制剂西罗莫司治疗。经过 6 周期治疗后 PET-CT 示肿块明显缩小、糖代谢明显减弱，疗效评估为 PR。该联合治疗方案在晚期 NF1 相关型 MPNST 中并取得了显著的治疗效果，值得进一步探索。

四、病例点评

本例患者既往有 NF1 病史，皮肤可见咖啡斑，病灶主要位于盆腔神经丛附近，起病年龄小，肿瘤生长迅速。PET-CT 提示腹盆腔巨大肿块伴 FDG 代谢增高。病理检查免疫组化结果提示梭形细胞 S100 小灶 +，同时伴 Myogennin 小灶 +、MyoD1 小灶 +。综上所述，该患者诊断为伴有横纹肌肉瘤分化的恶性周围神经鞘膜瘤，又称为恶性蝾螈瘤。

恶性周围神经鞘膜瘤目前尚无标准治疗方案，临床实践中常参考非特指型软组织肉瘤的化疗方案。在本病例中，根据患者具体病情（肿瘤进展快，肿瘤累及范围广泛）与耐受性（PS 评分差、贫血），参考文献报道对治疗方案进行改进，将异环磷酰胺和依托泊苷的剂量均进行了下调，同时尝试联合 mTOR 抑制剂西罗莫司，并加强支持治疗（PEG-G-CSF 支持）等，使患者的治疗得以顺利安全完成，临床症状缓解，并取得了良好的疗效。

（病例提供：张晨璐　复旦大学附属中山医院）

（点评专家：周宇红　复旦大学附属中山医院）

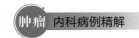

参考文献

[1]Yamanaka R，Hayano A.Radiation-Induced Malignant Peripheral Nerve Sheath Tumors：A Systematic Review[J].World Neurosurg，2017，105：961-970 e968.

[2]Shurell E，Tran LM，Nakashima J，et al.Gender dimorphism and age of onset in malignant peripheral nerve sheath tumor preclinical models and human patients[J].BMC Cancer，2014，14：827.

[3]Justin K，David B，Wiesner T.Malignant Peripheral Nerve Sheath Tumors：From Epigenome to Bedside[J].Mol Cancer Res，2019，17（7）：1417-1428.

[4]K Ian L，Jaishri OB.The Diagnosis and Management of Neurofibromatosis Type 1[J].Med Clin North Am，2019，103（6）：1035-1054.

[5]Tora MS，Xenos D，Texakalidis P，et al.Treatment of neurofibromatosis 1-associated malignant peripheral nerve sheath tumors：a systematic review[J].Neurosurg Rev，2020，43：1039-1046.

[6]An HY，Hong KT，Kang HJ，et al.Malignant peripheral nerve sheath tumor in children：A single-institute retrospective analysis[J].Pediatr Hematol Oncol，2017，34（8）：468-477.

[7]Kroep JR，Ouali M，Gelderblom H，et al.First-line chemotherapy for malignant peripheral nerve sheath tumor（MPNST）versus other histological soft tissue sarcoma subtypes and as a prognostic factor for MPNST an EORTC soft tissue and bone sarcoma group study[J].Ann Oncol，2011，22（1）：207-214.

[8]Higham CS，Steinberg SM，Dombi E，et al.SARC006：Phase Ⅱ Trial of Chemotherapy in Sporadic and Neurofibromatosis Type 1 Associated Chemotherapy-Naive Malignant Peripheral Nerve Sheath Tumors[J].Sarcoma，2017，（5）：1-8.

[9]Widemann BC，Lu Y，Reinke D，et al.Targeting Sporadic and Neurofibromatosis Type 1（NF1）Related Refractory Malignant Peripheral Nerve Sheath Tumors（MPNST）in a Phase Ⅱ Study of Everolimus in Combination with Bevacizumab（SARC016）[J].Sarcoma，2019，2019：7656747.

病例25 晚期胰腺神经内分泌肿瘤的综合治疗

一、病历摘要

（一）病史简介

患者男性，66岁，主诉"体检发现肝占位1周"。

患者2020年7月在外院体检时CT发现肝多发占位。至我院进一步行腹部MRI提示：肝脏多发恶性肿瘤，部分病灶合并出血，考虑转移性病变机会大，建议进一步检查；腹膜后多发转移淋巴结。我院PET-CT提示：胰腺体尾部MT伴肝脏多发转移，多处（左侧锁骨区、左侧膈脚后、肠系膜、腹膜后、右侧髂血管旁）淋巴结转移，右侧髂骨转移。否认腹泻、面色潮红、糖尿病史，否认低血糖史，否认肿瘤家族史。

（二）专科查体

T 36.3℃，P 76次/分，R 20次/分，BP 120/62mmHg。BMI 21.45，BSA 1.71m^2，PS 0分，NRS（疼痛）0分。

神志清，精神可，浅表淋巴结未触及肿大，头颅无畸形，眼球无突出，瞳孔等大等圆，对光反射灵敏。颈软，气管居中，心肺查体均（－）。腹平软，肝肋下未及，全腹无明显压痛、反跳痛，Murphy征阴性，移动性浊音阴性。四肢肌力Ⅴ级，活动自如，脑膜刺激征（－），锥体束病理反射（－）。

（三）辅助检查

血常规、肝肾功能、凝血功能等基本正常。胃泌素54.84pg/ml（正常值25～100pg/ml），甲氧基肾上腺素26.5pg/ml（正常值＜96.6pg/ml），甲氧基去甲肾上腺素34.3pg/ml（正常值＜163pg/ml），3-甲氧酪胺＜12.5pg/ml（正常值＜21.7pg/ml）。空腹胰岛素16μU/ml（正常值2.6～24.9μU/ml），空腹C肽3.04ng/ml（正常值1.1～4.4ng/ml）。血肿瘤标志物：AFP、CEA、CA199、NSE正常。CgA未检测。

超声引导下肝穿刺活检，病理提示神经内分泌瘤（NET G2）。免疫组化：Syn（＋），CgA（＋），CD56（＋），SSTR2（100%＋＋＋），SSTR5（50%＋），Ki-67（＋，10%），MGMT（缺失）。核分裂象3个/10HPF。

^{68}Ga-DOTATATE PET-CT结合^{18}F-PET-CT检查，提示胰腺体尾部神经内分泌肿瘤伴肝脏多发转移、多处（左侧锁骨区、左侧膈脚后、肠系膜、腹膜后）淋巴结转移和多处骨骼（右侧髂骨、第3腰椎和第5腰椎）转移，且病灶内及不同病灶间肿瘤分化程度不一（病例25图1）。

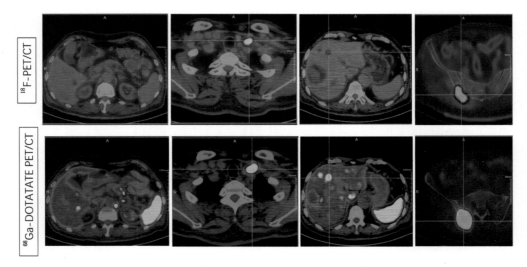

病例25图1　患者基线 ^{68}Ga-DOTATATE PET-CT及 ^{18}F-PET-CT图像

图示胰腺尾部原发灶、淋巴结、肝脏及右侧髂骨多发转移。

二、诊疗过程

结合患者的临床表现、体征、实验室检查及影像学表现，综合肝转移灶穿刺病理结果，临床诊断为：无功能性胰腺神经内分泌肿瘤（pNET）G2，Ki-67 10%，Ⅳ期，肝、骨、淋巴结多发转移。

患者目前为进展期神经内分泌肿瘤伴肝、骨、淋巴结广泛转移，无法进行根治性手术治疗。参照2021版NCCN指南及2020版ESMO指南，建议患者行全身治疗并结合肝转移瘤局部治疗。因患者肝转移灶血供丰富，行经肝动脉栓塞（TAE），术中造影见肝内弥散多发肿瘤染色灶，超选至肝右动脉肿瘤支，予微球栓塞。全身治疗方案选择替莫唑胺联合安罗替尼，因患者为SSTR阳性、Ki-67指数 ≤ 10%的pNET G2，故在前两个药物基础上联用生长抑素类似物。针对患者骨转移灶，予伊班膦酸骨修复治疗。经过两个周期治疗后，复查增强CT提示肝内转移灶和腹膜后淋巴结均较前缩小，疗效评估PR。为进一步加强疗效，2个月后再次行TAE治疗，此次造影对比首次造影显示肿瘤染色明显减少。术后患者继续原全身治疗方案，9个月后复查 ^{68}Ga-DOTATATE PET-CT提示肝内转移灶较前明显缩小，疗效评估持续PR（病例25图2）。

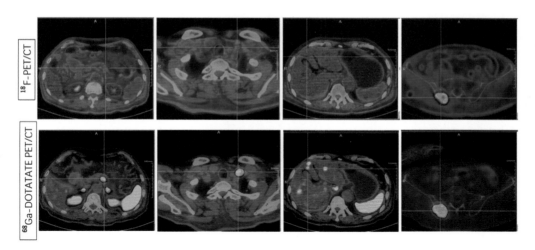

病例25图2　9个月后复查^{68}Ga-DOTATATE PET-CT及^{18}F-PET-CT图像

图示胰腺尾部原发灶、淋巴结和肝脏转移病灶较前缩小、糖代谢减低、SSTR 表达减低，右侧髂骨病灶稳定，总体疗效评估 PR。

三、病例讨论

1. ^{68}Ga-DOTATATE-PET-CT 在神经内分泌肿瘤诊断中的优势　CT、MRI 均是最常用的影像学检查手段，但是常规检查对于肿瘤＜ 1cm 的 pNET 的检出率不足 50%[1]。由于大多数的 NETs 表达高水平的生长抑素受体。利用放射性标记的生长抑素类似物可被神经内分泌肿瘤摄取，SSTR 功能显像可用于神经内分泌肿瘤的疾病分期、预测生长抑素类似物的疗效，以及治疗后的影像学评估和疾病再分期等。SSTR 功能显像的出现极大地提高了 NETs 的诊断水平，是 NETs 重要的检查手段。^{68}Ga-DOTATATE-PET-CT 检出 NETs 的灵敏度为 92%（64% ~ 100%），特异度为 95%（83% ~ 100%），检出胰腺和十二指肠 NETs 的灵敏度为 92%，特异度为 83%[2]。^{18}F-FDG-PET-CT 更有利于显示葡萄糖高代谢即增生活性较高的肿瘤。与 ^{18}F-FDG-PET-CT 相比，在低级别 NETs 中，^{68}Ga-DOTATATE-PET-CT 能够为诊断提供依据、更好的显示肿瘤累及的范围、寻找肿瘤的原发灶并为肽受体放射性核素疗法（peptide receptor radionuclide therapy，PRRT）治疗提供依据。本例患者首诊时 CT 及 MRI 均未提示胰腺占位，但通过 ^{68}Ga-DOTATATE-PET-CT 检查发现了胰腺体尾部占位，并提示了肝脏、多处淋巴结及右侧髂骨、腰椎转移，较 ^{18}F-FDG-PET-CT 显示的病变范围更广，^{68}Ga 和 ^{18}F 双显像能更好地反映神经内分泌肿瘤不同病灶间的异质性，较好的区分增生活性不同的病灶区域，从而指导患者的精准治疗及预后判断。

2. 生长抑素类似物（somatostatin analogs，SSAs）在 NETs 中的应用　SSAs 通过

与生长抑素受体结合而起作用，可调节激素分泌和抑制肿瘤细胞增生。SSAs 是功能性 NETs 标准的一线治疗，可改善 70% ~ 80% 患者潮红、腹泻等症状。在难治性患者中，还可以通过增加剂量或增加给药频率的强化给药方案使患者的症状得到进一步控制，并且不会增加不良事件。另外，由于 SSAs 的抗肿瘤增生作用，目前指南也推荐其用于 SSTR 阳性、生长缓慢且 Ki-67 指数 ≤ 10% 的晚期胃肠胰 NETs。在 Ⅲ B 期 PROMID 研究中评估了长效奥曲肽在分化良好的转移性中肠 NETS 中的抗增生作用。患者随机接受安慰剂或长效奥曲肽治疗，在长效奥曲肽组中 6 个月后病情稳定的患者占 66.7%，而安慰剂组为 37.2%[3]。另一项 CLARINET 研究显示，兰瑞肽延长了转移性高分化和中分化胃肠胰 NETs 患者的 PFS（兰瑞肽组的中位 PFS 未达到 vs 安慰剂组的 18 个月）[4]。因此本例患者虽然是无功能 NETs，但 Ki-67 为 10%，仍然可以尝试 SSA 治疗。

3. 进展期 NETs G2 系统治疗的原则　进展期 NETs 系统性治疗的主要目的是控制肿瘤相关的临床症状和肿瘤生长。对于增生缓慢、Ki-67 指数 ≤ 10% 的 pNETs G2 指南中推荐 SSAs 为首选治疗手段，但本例患者肝脏广泛转移、肿瘤负荷大，因此根据指南可以尝试化疗、依维莫司或抗血管靶向治疗。化疗可以用于进展期 pNETs 和任一部位的进展期 G3-NETs，替莫唑胺单药或替莫唑胺联合卡培他滨（CAPTEM）可作为晚期 pNETs 的治疗选择[5]。一项回顾性研究显示，替莫唑胺与卡培他滨联合应用的 ORR 为 70%，中位 PFS 为 18 个月[6]。关于 MGMT 的表达是否可以预测替莫唑胺的反应，目前研究结果不一致[7]。

分子靶向药物依维莫司和舒尼替尼已被证实具有抗肿瘤活性和改善晚期胰腺神经内分泌肿瘤患者 PFS 的作用。在 RADIANT-3 研究中，纳入了 410 例进展期 pNETs 患者，接受依维莫司治疗的患者中位 PFS 时间为 11.0 个月，而接受安慰剂治疗的患者中位 PFS 时间为 4.6 个月（$P < 0.001$）[8]。舒尼替尼是一种口服多靶点酪氨酸激酶抑制剂（TKI），可抑制多种血管生成因子。一项安慰剂对照的 Ⅲ 期临床研究（SUN1111 试验）显示，与安慰剂组相比，舒尼替尼组可以延长晚期 pNETs 患者的 PFS（11.4 个月 vs 5.5 个月）[9]。虽然依维莫司和舒尼替尼在胰腺神经内分泌肿瘤的治疗中都获得了适应证的批准，但两种药物的不良反应均较大，与化疗联合存在较大的顾虑。

安罗替尼作为国产小分子 TKI，虽然在 NETs 中尚无临床研究证据，但因其具有相似的抗血管生成靶点，尤其是其较好的安全性，在经过和患者充分沟通后进行了尝试使用。此外，本例患者主要的肿瘤负荷集中在肝脏，尽快减少肝内的肿瘤负荷有助于更好地控制肿瘤的进展，结合患者增强 CT 结果显示肿瘤富血供，因此我们进行了肝动脉微球栓塞治疗。

综合以上的分析，本例患者使用了长效奥曲肽联合替莫唑胺和安罗替尼治疗，并结合 TAE 治疗不仅取得了良好的疗效，且耐受性好，值得进一步探索。

四、病例点评

这是一例转移性胰腺神经内分泌肿瘤，通过 ^{68}Ga-DOTATATE-PET-CT 与 ^{18}F-FDG-PET-CT 双显像检查，提示肿瘤原发部位位于胰腺体尾部，且伴有肝脏、骨、淋巴结多发转移。根据肝脏穿刺病理结果提示的增生指数和核分裂象，该肿瘤目前的分级为 G2。患者肿瘤负荷较大，首先针对肝转移灶行局部 TAE 治疗，同时全身治疗选择安罗替尼、替莫唑胺和生长抑素类似物的联合治疗。治疗 2 周期后肿瘤退缩明显，疗效评估为 PR。9 个月后复查评估肿瘤持续 PR。

对于外科治疗无法达到根治的神经内分泌肿瘤患者，全身系统治疗是必不可少的。根据肿瘤的原发部位、分级和分期等，可选择生长抑素类似物、化疗、靶向治疗或 PRRT 治疗。同时可结合局部治疗进一步提高疗效，例如 TAE、射频消融或手术。CLARINET 研究已经证实兰瑞肽在肝脏肿瘤负荷超过 25% 且 Ki-67 ≤ 10% 的胰腺神经内分泌肿瘤中能够延长 PFS。抗血管分子靶向药物舒尼替尼、索凡替尼等已通过临床研究证明可以延长 PFS。替莫唑胺也是治疗晚期神经内分泌肿瘤的有效药物。该患者免疫组化结果显示 MGMT 缺失，有研究表明 MGMT 缺失可以提高替莫唑胺治疗的敏感性。因此，本例晚期 G2 神经内分泌肿瘤患者选择以上联合治疗方案，并取得了良好的疗效以及可控的不良反应。

（病例提供：张晨璐　复旦大学附属中山医院）

（点评专家：周宇红　复旦大学附属中山医院）

参考文献

[1]Sundin A，Arnold R，Baudin E，et al.ENETS Consensus Guidelines for the Standards of Care in Neuroendocrine Tumors：Radiological，Nuclear Medicine & Hybrid Imaging[J].Neuroendocrinology，2017，105（3）：212-244.

[2]Anderson MA，Carpenter S，Thompson NW，et al.Endoscopic ultrasound is highly accurate and directs management in patients with neuroendocrine tumors of the pancreas[J].Am J Gastroenterol，2000，95（9）：2271-2277.

[3]Rinke A，Wittenberg M，Schade-Brittinger C，et al.Placebo-Controlled，Double-Blind，Prospective，Randomized Study on the Effect of Octreotide LAR in the Control of Tumor Growth in Patients with Metastatic Neuroendocrine Midgut Tumors（PROMID）：Results of Long-Term Survival[J].Neuroendocrinology，2017，104（1）：26-32.

[4]Caplin ME，Pavel M，Cwikla JB，et al.Anti-tumour effects of lanreotide for pancreatic and intestinal neuroendocrine tumours：the CLARINET open-label extension study[J].Endocr Relat Cancer，2016，23（3）：191-199.

[5]Ramirez RA，Beyer DT，Chauhan A，et al.The Role of Capecitabine/Temozolomide in Metastatic Neuroendocrine Tumors[J].Oncologist，2016，21（6）：671-675.

[6]Cives M，Ghayouri M，Morse B，et al.Analysis of potential response predictors to capecitabine/temozolomide in metastatic pancreatic neuroendocrine tumors[J].Endocr Relat Cancer，2016，23（9）：759-767.

[7]Walter T，van Brakel B，Vercherat C，et al.O6-Methylguanine-DNA methyltransferase status in neuroendocrine tumours：prognostic relevance and association with response to alkylating agents[J].Br J Cancer，2015，112（3）：523-531.

[8]Yao JC，Pavel M，Lombard-Bohas C，et al.Everolimus for the Treatment of Advanced Pancreatic Neuroendocrine Tumors：Overall Survival and Circulating Biomarkers From the Randomized，Phase Ⅲ RADIANT-3 Study[J].J Clin Oncol，2016，34（32）：3906-3913.

[9]Faivre S，Niccoli P，Castellano D，et al.Sunitinib in pancreatic neuroendocrine tumors：updated progression-free survival and final overall survival from a phase Ⅲ randomized study[J].Ann Oncol，2017，28（2）：339-343.

病例26　MEN1合并3型胃神经内分泌肿瘤

一、病历摘要

（一）病史简介

患者男性，60岁，主诉"确诊胃神经内分泌肿瘤，反复发作5年"。

2015年因饮酒不适外院行胃镜示多发息肉。2017年5月复查胃镜示：胃多发息肉，行内镜下黏膜切除术（endoscopic mucosal resection，EMR）。术后病理：神经内分泌肿瘤（G1，Ki-67 1%），切缘（+）。2017年6月再次行胃镜，胃底及胃体黏膜见散在多发弥散性0.3～0.6cm白色及淡黄色黏膜下隆起，胃角光滑无溃疡，胃窦充血水肿，蠕动正常，再次活检病理符合神经内分泌肿瘤G2，核分裂象不易找到，Ki-67增值指数为5%。周围黏膜固有膜内见神经内分泌细胞呈线性增生，考虑为神经内分泌增生。免疫组化：Syn（+），CgA（+），SSTR2（+），SSTR5（部分+），Ki-67（5%阳性）。颈部CT未见甲状旁腺肿物，上腹部MRI未见异常。

病程中，患者否认腹泻、潮热、心慌等。

家族史：父亲食管癌病史，母亲胃癌病史，具体病理类型不详。育有 2 女，大女儿 37 岁，体健。小女儿 33 岁，脑垂体瘤病史，胰腺神经内分泌肿瘤病史，甲状腺旁腺腺瘤病史。

（二）专科查体

T 36.9℃，P 56 次 / 分，R 20 次 / 分，BP 128/76mmHg。BSA 1.78m^2，BMI 22.51，PS 0 分，NRS（疼痛）0 分。

面容正常，全身皮肤表面未见明显结节，甲状腺无肿大，淋巴结未触及。腹平软，肝脾未及，全腹无明显压痛、反跳痛及肌紧张，Murphy 征阴性，移动性浊音阴性。

（三）辅助检查

2020-09-20 心电图：窦性心动过缓。

2020-09-21 胃镜（病例 26 图 1）：十二指肠息肉，胃体见直径 1.5cm 隆起灶，表面光滑。全胃散在直径 0.5cm 左右淡黄色隆起十余枚。行胃体内镜黏膜下剥离术（endoscopic submucosal excavation，ESE）。

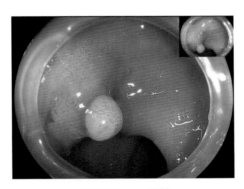

病例26图1　胃镜

病理（病例 26 图 2）：分化好的神经内分泌肿瘤，核分裂象 1 ~ 2 个 /10HPF，Ki-67 分布不均匀，密集处约 30%，符合高增殖活性神经内分泌瘤，G3，肿瘤位于黏膜下层，被覆为胃体黏膜，未见萎缩改变，局部神经内分泌细胞增生，黏膜灼伤切缘可见神经内分泌组织。

免疫组化：Syn（+），CgA（++），CD56（-），Ki-67（分布不均匀，中央较低 5% ~ 10%，周缘较高约 30%+），SSTR2（30%+），SSTR5（少许 +）。

备注：比较既往胃镜病理，本次切片较前次细胞异型性增加，Ki-67 指数增高。

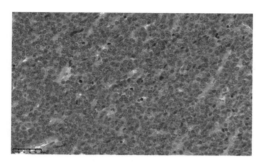

病例26图2　病理HE染色片（40倍镜视野）

二、诊疗过程

初步诊断：胃神经内分泌瘤（G2，$cT_1N_xM_x$）。

2020-10-12 实验室检查：血常规正常。肝肾功能正常。电解质：血钙、血磷等正常。维生素 B_{12}、叶酸正常。激素水平：FT_3、FT_4、生长激素、睾酮、皮质醇、促肾上腺皮质激素、胃泌素、降钙素均正常。胃内 pH 1.2（正常）。甲状旁腺激素：82.6pg/ml ↑。二代测序（next generation sequencing, NGS）：胚系变异：MEN1 c.252duT p.I85Yfs*32（杂合突变，常染色体显性遗传）。体细胞变异：ATM 拷贝数减少，CHEK1 拷贝数减少，FANCA 拷贝数减少，TMB 1.08Muts/Mb，全癌种排序前 84%，MSS。

2020-10-14 核素显像 ^{68}Ga-DOTA-TATE 显像（病例 26 图 3）：^{68}Ga-PET 胃体大弯侧局部生长抑素受体（somatostatin receptor, SSTR）轻度表达，考虑为神经内分泌肿瘤可能，胰体尾良性囊性病变。

经过多学科会诊（multi-disciplinary treatment, MDT）专家讨论，考虑患者为 3 型胃神经内分泌肿瘤，且病理分级出现 G2 向 G3 的转化，胃镜下见全胃散在多发隆起，病理提示肿瘤周围存在局部神经内分泌细胞增生，行胃镜下 ESE 手术后，^{68}Ga-PET 提示仍有病灶残留，因此建议行全胃切除。

2020-12-19 行全胃切除伴食管空肠吻合术，术后病理：分化好的神经内分泌肿瘤，多灶分布，增值指数密集区 Ki-67 约 3% 阳性，核分裂象不易见，符合神经内分泌瘤（neuroendocrine tumor, NET）（G2），浸润至黏膜下层，周围胃体、胃底组织随机取材，均可见神经内分泌瘤，浸润至黏膜下层，淋巴结 0/19。

诊断依据：该患者病理提示胃神经内分泌肿瘤（G2 ~ G3），胃泌素正常，影像学无胰腺、十二指肠胃泌素瘤表现，胃镜下无萎缩性胃炎、消化性溃疡，无胃黏膜充血水肿，无贫血、叶酸、维生素 B_{12} 均正常，目前诊断考虑 3 型胃神经内分泌肿瘤（G3，$pT_2N_0M_0$，ⅡA 期）。

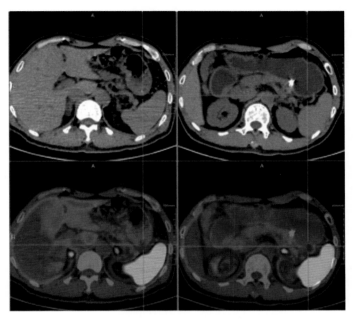

病例26图3　核素显像⁶⁸Ga-DOTA-TATE显像

　　值得注意的是，患者基因检测提示 MEN1 基因突变，但无 MEN1 的临床、影像及实验室检查证据，根据基因诊断为多发性内分泌腺瘤病 1 型（multiple endocrine neoplasia type 1，MEN1），即 MEN1 基因突变携带者。患者的甲状旁腺激素轻度升高，但影像学未见甲状旁腺占位，且患者血钙、血磷正常，因此，目前尚无证据提示存在甲状旁腺亢进，考虑患者存在 MEN1 基因突变，建议后续完善甲状腺甲氧基异丁基异腈（MIBI）显像、钙耐量试验及钙抑制试验等。

三、病例讨论

　　1. MEN1 的诊断标准是什么，该患者为何需要完善 NGS？

　　MEN1 是一种常染色体显性遗传疾病，典型的临床特征包括：原发性甲状旁腺功能亢进（约 95%）、胰腺内分泌肿瘤（20%～75%）、垂体瘤（20%～40%）等，除此之外患者可能同时罹患其他 MEN1 相关的疾病，如肾上腺皮质腺瘤，胸腺、肺、胃肠胰神经内分泌肿瘤（gastroenteropancreatic neuroendocrine tumors，GEP-NET），脂肪瘤以及室管膜瘤。此外，许多其他内分泌和非内分泌肿瘤在 MEN1 中也有报道，如皮肤肿瘤和中枢神经系统肿瘤。已证实 MEN1 基因失活性改变是 MEN1 综合征的主要发病机制，90% 的 MEN1 患者可发现 MEN1 基因的突变[1, 2]。

　　2012 年国际内分泌协会的 MEN1 诊疗指南中，诊断标准包括三个方面：①临床诊断：符合甲状旁腺腺瘤、胰腺神经内分泌肿瘤、垂体腺瘤这三种内分泌肿瘤中的两种即可临床诊断为 MEN1；②家族性 MEN1：患有上述三种内分泌肿瘤中的一种，且有一个一级亲属临床诊断为 MEN1；③基因诊断：有 MEN1 基因突变，但没有 MEN1 的临床、生化或影像学表现（病例 26 图 4）。

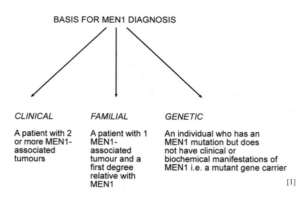

病例26图4　2012年国际内分泌协会的MEN1诊疗指南中的诊断标准

目前指南建议在以下情况下进行 MEN1 突变分析[3]：两个或两个以上 MEN1 相关内分泌肿瘤的指标病例；已知 MEN1 突变携带者的一级亲属（是否有症状）。该患者存在家系证明，经 NGS 证实存在 MEN1 c.252duT p.I85Yfs*32 胚系突变，因此 MEN1 综合征诊断成立。

2. 该患者为 G-NET，同时合并 MEN1 基因突变，如何鉴别 MEN1 继发 2 型 G-NET 和 MEN1 合并 3 型 G-NET？

根据欧洲神经内分泌肿瘤学会（european neuroendocrine tumor society，ENETS）指南 2016 版及美国国立综合癌症网络（national comprehensive cancer network，NCCN）指南 2021 版及 2020 年中国胃肠胰神经内分泌肿瘤诊治专家共识[4-6]，胃神经内分泌肿瘤（gastric neuroendocrine neoplasm，G-NEN）分为 3 个亚型：1 型、2 型和 3 型，1 型和 2 型胃 NET 都与高胃泌素血症相关，但引起的病因不同。1 型患者的胃泌素升高是由于萎缩性胃炎，胃酸缺乏所致；2 型多发生在胃泌素瘤［Zollinger-Ellison 综合征（ZES）］患者中，部分发生于 MEN1，与位于 11 号染色体（11q13）的 MEN1 基因及其产物 menin 的抑癌功能丧失有关[7]。3 型患者无明显诱因，诊断要点为血清胃泌素正常，肿瘤可分布于全胃，可表现为黏膜下肿物、带蒂大息肉、火山口样病变等多种形态。该患者的血清胃泌素正常，结合胃镜及实验室检查，因此诊断为 MEN1 合并 3 型 G-NET。（患者合并 MEN1，且胃镜下表现为多发散在且小于 2cm 的肿瘤，一定程度上也存在诊断为 2 型 G-NETs 的依据，但患者胃泌素正常，且无胃泌素瘤的影像学表现，因此，本团队最终还是诊断为 3 型 G-NETs）。1997 年，来自意大利的学者首次报道了 MEN1 合并胃泌素不升高的 G-NET，此类患者预后较差，且其发病机制与胃泌素无关，而与基因缺陷本身有关[8]。本例 MEN-1 合并 3 型 G-NET 的患者也印证了上述研究者的观点，或许这能为我们深入认识这类疾病提供新的思路。

3. 患者肿瘤直径均小于 2cm，行胃肿瘤根治术的治疗手段是否过于激进？

3 型 G-NET 病理分级可为 G1 ~ G3，具有高度转移性，通常预后较差[9, 10]，基本要求行根治性外科手术，对于较小的（小于 2cm）病灶，NCCN 指南认为可考虑行内镜下切除。ENETS 指南推荐肿瘤直径小于等于 1cm，局限于黏膜下层，无淋巴转移的患者行内镜治疗，对于 T_2、切缘阳性的肿瘤应考虑外科根治手术。而中国专家相对更为激进，根据中国胰腺神经内分泌肿瘤诊治专家共识（2020），推荐对于无远处转移的胃肠 NEN 应首选根治性手术，包括原发灶的完整切除（依据情况决定是否行区域淋巴结清扫），但同时对于最大径小于 2cm，分化良好（如 G1）的胃肠 NET，在注重肿瘤根治的同时，注意加强保全相应器官的功能。该患者为 MEN1 合并 3 型 G-NET，胃泌素不高，考虑患者预后较差，因此行胃肿瘤根治术，明确有无转移，后续对全身多器官进行长期随访。

四、病例点评

MEN1 属于常染色体显性遗传性疾病，主要表现为原发性甲状旁腺功能亢进、垂体前叶肿瘤或增生、胃肠胰腺神经内分泌肿瘤，以及其他非神经内分泌肿瘤。2 型 G-NET 的发病机制常与胃泌素瘤相关，通常由于 MEN1 相关胃泌素瘤所分泌的大量胃泌素，促进胃黏膜壁细胞和 ECL（肠嗜铬样细胞）增生，形成 2 型 G-NET。3 型 G-NET 通常为散发，与胃泌素无关，研究发现部分 MEN1 综合征中发生的 G-NET 主要与 MEN1 肿瘤抑制基因的失活有关，而与高胃泌素血症无关，有研究者将这类患者归为 3 型胃 NET。MEN1 继发 2 型 G-NET 和 MEN1 合并 3 型 G-NET 两种情况的发病机制不同，在治疗选择和预后方面有差异，所以两者的鉴别诊断尤其重要。

该患者为反复发作胃神经内分泌肿瘤，胃泌素正常，合并 MEN1 综合征，诊断考虑为 3 型胃 NET，为较为罕见的、胃泌素正常的发生于 MEN1 综合征患者的胃神经内分泌肿瘤，经过 MDT 团队讨论后建议行全胃切除，而 MEN1 作为一种常染色体显性遗传病，有极高外显率，患者 50 岁时的发病率大于 80%，特定激素的检测和受累器官的成像是患者检查的支柱。其治疗也需要建立在患者的主要受累器官及症状上，该患者主要表现为胃神经内分泌肿瘤，虽然目前尚无其他相关器官受累表现，但 MEN1 的特点为全身多器官和多腺体发病，因此后期需要对全身器官（如甲状旁腺、胰腺、垂体等）进行长期密切随访。

（病例提供：张　琪　复旦大学附属中山医院）

（点评专家：周宇红　复旦大学附属中山医院）

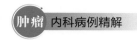

参考文献

[1]Thakker RV，Newey PJ，Walls GV，et al.Endocrine Society.Clinical practice guidelines for multiple endocrine neoplasia type 1（MEN1）[J].J Clin Endocrinol Metab，2012，97（9）：2990-3011.

[2]Al-Salameh A，Baudry C，Cohen R.Update on multiple endocrine neoplasia Type 1 and 2[J].Presse Med，2018，47（9）：722-731.

[3]Norton JA，Krampitz G，Jensen RT.Multiple Endocrine Neoplasia：Genetics and Clinical Management[J].Surg Oncol Clin N Am，2015，24（4）：795-832.

[4]Delle Fave G，O'Toole D，Sundin A，et al.Vienna Consensus Conference participants.ENETS Consensus Guidelines Update for Gastroduodenal Neuroendocrine Neoplasms[J].Neuroendocrinology，2016，103（2）：119-124.doi：10.1159/000443168.Epub 2016 Jan 19.

[5]Shah MH，Goldner WS，Benson AB，et al.Neuroendocrine and Adrenal Tumors，Version 2.2021，NCCN Clinical Practice Guidelines in Oncology[J].J Natl Compr Canc Netw，2021，19（7）：839-868.

[6]中华医学会消化病学分会胃肠激素与神经内分泌肿瘤学组.胃肠胰神经内分泌肿瘤诊治专家共识（2020·广州）[J].中华消化杂志，2021，41（02）：76-87.

[7]Starker LF，Carling T.Molecular genetics of gastroenteropancreatic neuroendocrine Tumors[J].Curr Opin Oncol，2009，21（1）：29-33.

[8]Bordi C，Falchetti A，Azzoni C，et al.Tomassetti P，Brandi ML.Aggressive forms of gastric neuroendocrine tumors in multiple endocrine neoplasia type I[J].Am J Surg Pathol，1997，21（9）：1075-1082.

[9]Cives M，Strosberg JR.Gastroenteropancreatic Neuroendocrine Tumors[J].CA Cancer J Clin，2018，68（6）：471-487.

[10]Hou W，Schubert ML.Treatment of gastric carcinoids[J].Curr Treat Options Gastroenterol，2007，10（2）：123-133.

病例27 林奇综合征诊疗

一、病历摘要

（一）病史简介

患者男性，67岁，2020年7月因"上腹部不适伴反酸嗳气"起病。

2020年8月于外院行胃癌根治术，术后诊断：胃腺癌 $pT_3N_1M_0$，ⅡB期，dMMR，EBER（－）。

2020年9月起服用替吉奥术后辅助化疗至2021年1月。期间出现两次不全肠梗阻，保守治疗后好转。患者因术后化疗期间反复出现不良反应现为求进一步诊治转至我院。

既往史：否认高血压、糖尿病等病史。2010年行直肠癌手术，术后未予辅助治疗。2020年行甲状腺结节消融手术，病理为良性。

家族史：患者父亲51岁诊断胃癌，弟弟40岁诊断胃癌，妹妹52岁诊断食管癌，哥哥、姐姐体健。

（二）专科查体

T 36.8℃，P 60次/分，R 17次/分，BP 118/74mmHg。BSA 1.62m²，BMI 17.4，PS 1分，NRS（疼痛）1分。

查体：心肺正常，全腹平软，腹正中见10cm手术瘢痕，无压痛及反跳痛，肝脾未触及肿大，肠鸣音正常。Murphy征阴性，移动性浊音阴性。

（三）辅助检查

血常规：血红蛋白125g/L，白细胞 2.94×10^9/L。

肿瘤标志物：CEA、CA199、CA125等均为阴性。

凝血功能、肝肾功能、电解质、粪常规等基本正常。

PET-CT提示胃MT术后，①回盲部息肉或腺瘤可能；②右肺小结节，两肺气肿及慢性炎症；③肝脏多发良性病变，前列腺增生伴钙化灶，盆腔积液；④甲状腺左叶结节（病例27图1）。

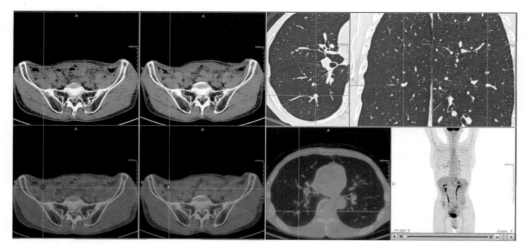

病例27图1　入院时PET-CT图像

二、诊疗过程

患者入院后因回盲部息肉先行盲肠内镜下结肠黏膜下剥离术，病理示绒毛管状腺瘤伴上皮内瘤变高级别，灶区癌变（腺癌，Ⅰ～Ⅱ级），病变侵及黏膜下层，脉管（-），切缘（-），免疫组化：Ki-67（85%+），p53（80%++），MSH2（+），MSH6（+），MLH1（40%+），PMS2（40%+）。

考虑患者病理标本为dMMR，存在胚系突变可能，将患者的胃癌手术标本和血标本同时行基因二代测序，结果提示PD-L1（22C3）蛋白表达检测结果：石蜡切片（胃）：TPS：90%，CPS：100。微卫星不稳定性检测结果（MSI）：石蜡切片（胃）：微卫星不稳定型（MSI-H）。肿瘤突变负荷检测结果（TMB）：血浆：＜1个突变/Mb（Low），分位值：＜16.62%。石蜡切片（胃）：24.48个突变/Mb（High），分位值：97.54%。潜在肿瘤遗传易感性相关胚系突变：MLH1 p.T117M。

三、病例讨论

该患者因胃癌术后化疗不耐受来我院就诊，完善全身检查发现盲肠部息肉，因此行内镜下结肠黏膜下剥离术，免疫组化提示MLH1和PMS2部分缺失。同时，患者胃癌病理也提示为MLH1，PMS2缺失的dMMR型胃腺癌。结合患者既往病史和家族史，该患者高度怀疑林奇综合征。错配修复（mismatch repair，MMR）基因的种系突变是诊断林奇综合征的金标准，因此，该患者送二代测序基因检测，发现相关致病性的胚系突变：MLH1 p.T117M，符合林奇综合征的临床诊断。

林奇综合征（lynch syndrome，LS），是遗传性结直肠癌中最常见的一类常染色体显性遗传性疾病[1]。其临床特征表现为家族聚集性，发病年龄较早（约 45 岁起病），且多见于近端结肠，发生率约为结直肠癌的 1% ~ 5%[2]。回顾林奇综合征的发展历史，林奇综合征最早被称为遗传性非息肉性结直肠癌（hereditary non-polyposis colorectal cancer，HNPCC），其诊断标准主要根据其癌症家族史进行诊断。早在 2003 年，中国即成立遗传性大肠癌协作组，制订中国人 HNPCC 家系标准。包括：家系中至少 2 例组织病理学明确诊断的大肠癌患者，其中的 2 例为父母与子女或同胞兄弟姐妹的关系，并且符合以下一条：①至少一例为多发性大肠癌患者（包括腺瘤）；②至少一例大肠癌发病早于 50 岁；③家系中至少一人患 HNPCC 相关肠外恶性肿瘤（包括胃癌、子宫内膜癌、小肠癌、输尿管或肾盂癌、卵巢癌、肝胆系统癌）。因此，家族谱在林奇综合征的诊断中占有重要地位。该讨论的病例家族谱即符合中国 HNPCC 的诊断（病例 27 图 2）。

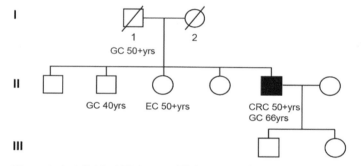

病例27图2　患者家族谱系图（GC：胃癌，EC：食管癌，CRC：结肠癌）

在林奇综合征的不断机制探索中，发现其主要是由于错配修复（mismatch repair，MMR）基因（MLH1、MSH2、MSH6 和 PMS2）的种系突变而致错配修复功能缺失造成[3]。因此，林奇综合征患者的确诊主要依赖于血液标本的基因检测，对于临床上疑似林奇综合征的患者，找到 MMR 基因的种系突变是诊断林奇综合征的金标准[3]。林奇综合征因携带 MMR 基因突变的患者同时可出现肠外恶性肿瘤，因此该疾病由遗传性非息肉性结直肠癌正式更名为林奇综合征。

关于 MMR 基因突变的致病性如何确定，在 Nature Genetics 上发表了一篇关于错配修复基因突变的致病性诊断标准[4]。该文章指出：标准 1：已通过功能分析验证的等位基因功能缺陷，或在不同背景的人群中发现存在变异。标准 2：家系内存在疾病共聚集的证据。标准 3：两个或更多独立肿瘤符合林奇综合征分子表型的证据。标准 4：健康人群对照的等位基因频率低于 1%。致病性的基因突变应同时满足以上 4 项标准。而该患者携带的 MLH1 p.T117M 同时满足标准 1 ~ 4，因此该患者可以明确诊断为林奇综合征。

林奇综合征的主要特征为 MSI-H/dMMR，这类患者的肿瘤特点为高发突变表型，表现为体细胞突变负荷高、新生抗原负荷高、淋巴细胞浸润明显、免疫检查点分子高表达。dMMR/MSI-H 肿瘤多表现为新抗原的产生促进免疫细胞浸润，免疫检查点分子的上调而促进肿瘤的免疫逃逸，通过应用 PD-1 受体抑制剂拮抗这一作用，发挥免疫治疗作用。2017 年 5 月，FDA 公布帕博利珠单抗可用于高度微卫星不稳定性或者 DNA 错配修复缺陷标记阳性的、不可切除性及转移性恶性肿瘤的治疗。这是首次批准的基于肿瘤标志物而非基于肿瘤起源部位的抗肿瘤治疗药物。针对早期可切除的林奇综合征相关肿瘤，仍然推荐手术治疗。

而关于林奇综合征的术后辅助治疗，在一项 2019 年发表的 Meta 分析显示，纳入 MAGIC、CLASSIC、ARTIST、ITACA-S 具有 MSI 信息者（$n = 1,556$），121 名为 MSI-H（7.8%）患者。MSI-H 和 MSI-L/MSS 患者 5 年 DFS 分别为 71.8% 和 52.3%；5 年 OS 分别为 77.5% 和 59.3%。虽然该回顾性分析提示 MSI-H 患者预后优于 MSI-L/MSS，但 MSI-H 患者能否从术后辅助化疗中获益，或者何种治疗方法有效，仍有待进一步的大样本量的随机、对照研究结果[5]。

林奇综合征的高危家属的筛查建议：对携带致病突变的林奇综合征患者的早诊断与早干预是预防其结直肠癌发生的关键手段。对于诊断为林奇综合征的患者，定期的肠镜筛查是在早期发现结直肠癌最佳的方式。对于携带同样突变基因的一代亲属，早期的肠镜筛查不仅可以降低结肠癌的发生率，同时可以显著降低结肠癌的致死率。如林奇综合征家族中发现肠外的肿瘤，也应针对该癌种进行定期的筛查。

因此，针对以上研究结果，在对明确诊断为 MSI-H 的林奇综合征的该患者，建议密切随访，暂不予治疗。同时建议该患者的子女行基因检测，以明确是否携带错配修复基因的致病性突变。

四、病例点评

胃癌的精准分型对于肿瘤的治疗极为重要。该例患者为一例少见的 dMMR 胃癌患者，是否诊断为林奇综合征对于该患者及其后代的肿瘤发生概率也极为重要。胃癌 MSI/MMR 的检测主要包括免疫组织化学（IHC）法检测 MMR 异常蛋白，或聚合酶链式反应（PCR）检测 MSI 以及二代测序（NGS）检测。IHC 染色分析 MMR 蛋白表达是最常用的方法，它主要是检测 4 个已知 MMR 蛋白（MLH1、MSH2、MSH6 和 PMS2），阳性表达定位于胞核。检测敏感性为 77%～83%。PCR 检测推荐的位点一般为：BAT-25、BAT-26 和 D2S123、D5S346、D17S250。该检测方法为分子水平的检测，检测 MLH1/MSH2 的敏感性为 89%，检测 MSH6 的敏感性为 77%。MSI 超过 30%（5 个位点中 2 个或 2 个以上）为 MSI-H；少于 30%（1 个位点）考虑为微卫星低度不稳定（MSI-L）；没有位点突变则为微卫星稳定（MSS）。IHC 和 PCR 法检测 MSI/MMR 的敏感性和特异性较高，两种方法具有高度的一致性（＞95%），临床上推荐两种方法协同使用。

MMR 基因中 MLH1 为最常导致林奇综合征的突变基因之一，占 35% ～ 40%。对于携带 MLH1 种系突变的患者在 70 岁获结肠癌的累积危险性约为 41%（95% 可性区间，25% ～ 70%），远远高于中国正常人群约 9% 的发生率。因此对患有林奇综合征患者的早诊断与早干预是预防其结直肠癌发生的关键手段。一项临床研究显示，对于 MSI 癌症患者筛查 MMR 基因突变对于确诊林奇综合征的家系可减少超过每年 $7000 的治疗预算 [6]。此外，另一项在国外开展的系统回顾研究提示，对于小于 50 岁的新发结肠癌患者进行林奇综合征分子检测的筛查是一项具有成本效益的政策 [7]。因此，无论从患者的生命质量或是经济耗费角度出发，确诊疑似林奇综合征患者的分子学病因都有着十分重要的意义。林奇综合征患者的确诊主要依赖于血液标本的基因检测，对于临床上疑似林奇综合征的患者，找到 MMR 基因的种系突变是诊断林奇综合征的金标准。该病例中患者携带 MLH1 的致病性胚系突变，尽管患者表现为胃恶性肿瘤，仍考虑诊断为林奇综合征。

对于 dMMR 胃癌患者的术后辅助治疗也是值得探究的问题。通过该案例进一步明确了林奇综合征的诊断标准。明确林奇综合征的诊断，对患者后代的预防和治疗均有重要的意义。

（病例提供：刘　青　复旦大学附属中山医院）

（点评专家：刘天舒　复旦大学附属中山医院）

参考文献

[1]Walsh MD，Cummings MC，Buchanan DD，et al.Molecular，pathologic，and clinical features of early-onset endometrial cancer : identifying presumptive Lynch syndrome patients[J]. Clin Cancer Res，2008，14（6）：1692-1700.

[2]Lynch HT，de la Chapelle A.Hereditary colorectal cancer[J].N Engl J Med，2003，348（10）：919-932.

[3]Lynch HT，Snyder CL，Shaw TG，et al.Milestones of Lynch syndrome : 1895-2015[J]. Nat Rev Cancer，2015，15（3）：181-194.

[4]Thompson BA，Spurdle AB，Plazzer JP，et al.Application of a 5-tiered scheme for standardized classification of 2，360 unique mismatch repair gene variants in the InSiGHT locus-specific database[J].Nat Genet，2014，46（2）：107-115.

[5]Pietrantonio F，Miceli R，Raimondi A，et al.Individual patient data meta-analysis of

the value of microsatellite instability as a biomarker in gastric cancer[J].J Clin Oncol，2019，37（35）：3392-3400.

[6]Ramsey SD，Clarke L，Etzioni R，et al.Cost-effectiveness of microsatellite instability screening as a method for detecting hereditary nonpolyposis colorectal cancer[J].Ann Intern Med，2001，135（8 Pt 1）：577-588.

[7]Snowsill T，Huxley N，Hoyle M，et al.A systematic review and economic evaluation of diagnostic strategies for Lynch syndrome[J].Health Technol Assess，2014，18（58）：1-406.

第五章

抗肿瘤治疗不良反应及其他

病例28 肝细胞癌综合治疗后免疫相关肝脏毒性

一、病历摘要

（一）病史简介

患者女性，66岁，因"体检发现肝占位1周"入院。

患者否认恶心、呕吐、腹痛、腹胀、呕血、黑便等不适。有高血压病史4年，服用氨氯地平1粒1次/日口服，平素血压控制好。否认肝炎病史，否认糖尿病、冠心病等慢性疾病史。

（二）专科查体

T 36.8℃，P 78次/分，R 18次/分，BP 130/75mmHg。BMI 23.8，BSA 1.74m^2，PS 0分，NRS（疼痛）0分。

心肺正常，全腹平软，无压痛及反跳痛，肝脾未触及肿大，肠鸣音正常。Murphy征阴性，移动性浊音阴性。

（三）辅助检查

血常规、肝肾功能基本正常，Child-Pugh评分5分，AFP＞60 500ng/ml（正常值0～20ng/ml），异常凝血酶原＞75 000mAU/ml，CEA、CA199正常范围。乙肝、丙肝标志物（-）。

腹部MRI平扫＋增强：肝左叶MT（11cm×10cm），肝右叶多发囊肿，脾大，胆囊结石（病例28图1）。根据患者影像学、肿瘤标志物，临床诊断为肝细胞癌BCLC A期，CNLC Ⅰb期，Child-pugh A级，PS 0分。

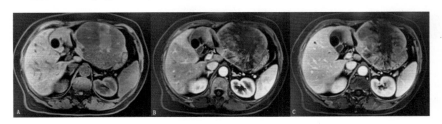

病例28图1 腹部MRI平扫＋增强

A：平扫期；B：动脉期；C：门脉期。

二、诊疗过程

2019-10-25 联合麻醉下行"腹腔镜特殊肝段切除＋肝囊肿开窗术",术后病理:(肝左叶)肝细胞肝癌,Ⅲ级,伴坏死,癌组织侵犯肝包膜,脉管内见癌栓;MVI:M1;AFP(＋),ARG-1(＋),CD34(＋),Ki-67(40%＋),PD-1(肿瘤-,间质2%＋),PD-L1{28-8}(肿瘤-,间质-)。

2019-12-11 复查甲胎蛋白 4674ng/ml(＜20ng/ml),行术后预防性 TACE 术,肝动脉造影,肝内未见明显肿瘤染色灶。TACE 术后 AFP 最低降至 1419ng/ml(2021-01-06)。

2020-02-04 再次复查腹部 MRI 平扫＋增强,显示肝右叶恶性肿瘤切除术后,肝内多发存活灶;胸部 CT 平扫示两肺多发转移(病例 28 图 2)。AFP 升高至 6684ng/ml,遂于 2020 年 2 月行 TACE,同时索拉非尼 0.2g 每天两次口服。

2020-04-23 再次评估腹部 MRI 平扫＋增强示肝 MT 综合治疗术后,肝内未见明显活性灶,肺内病灶稳定,总体评价 SD。

2020-06-28 再次评估,肝内仍未见明显活性灶,肺内病灶大部分较前增大(病例 28 图 3)考虑肺内病灶 PD,遂停用索拉非尼,充分知情同意后换用阿帕替尼 250mg 每天一次口服,随访 AFP 仍进行性升高。

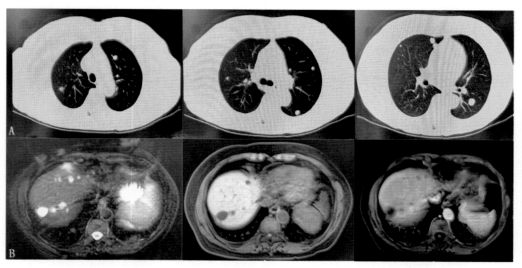

病例28图2 2020-02-04胸部CT平扫和腹部MRI平扫＋增强

A:胸部 CT 示肺多发转移灶;B:腹部 MRI 示肝内多发转移灶。

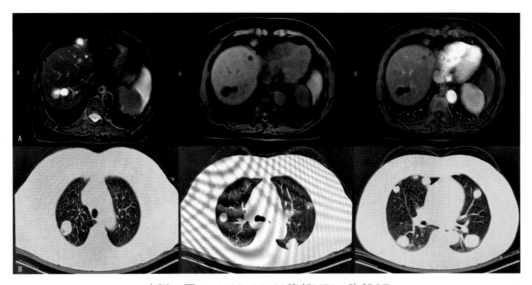

病例28图3　2020-06-28腹部MRI＋胸部CT

A：腹部 MRI 示肝内病灶无活性；B：胸部 CT 示肺多发转移较前增多增大。

2020-08-05 复查 AFP > 60 500ng/ml，遂予联合信迪利单抗 200mg 免疫治疗。2020-08-28 因皮肤瘙痒明显，查体全身可见多处抓痕，无乏力纳差等不适。门诊查谷丙转氨酶 825U/L，暂停阿帕替尼，并给予护肝降酶治疗。2020-09-07 再次复查，出现皮肤巩膜黄染，复查肝功能示：总胆红素 91.8μmol/L，结合胆红素 79.8μmol/L，谷丙转氨酶 367U/L，谷草转氨酶 201U/L，AFP 降至 25 293ng/ml。收住入院于 2020-09-10 行肝活检，病理示肝细胞浊肿、气球样变，点灶状坏死，肝窦内较多淋巴聚集，汇管区可见轻度炎症，结合病史，符合免疫相关损伤（病例 28 图 4），CD3（部分 +），CD8（部分 +），GranB（部分 +），CD56（+），CD163（部分 +），CD38（部分 +），CD68{KP1}（组织细胞 +），IDO1（少量 +），LAG3（-），PD-1（肝细胞 -，间质 90%+），PD-L1{28-8}（肝细胞 -，间质 90%），PD-L1{EL3N}（肝细胞 -，间质 90%），考虑 PD-1 单抗相关肝炎，2020-09-11 起予以甲强龙 60mg 静脉滴注冲击治疗 3 天后，复查肝功能较前明显好转，总胆红素 30.4μmol/L，结合胆红素 27.0μmol/L，谷丙转氨酶 154U/L，谷草转氨酶 67U/L，予以激素减量并改口服治疗。

2020-09-28 再次入院复查肝功能：总胆红素 20.6μmol/L，结合胆红素 11.1μmol/L，谷丙转氨酶 50U/L，谷草转氨酶 36U/L，复查肝穿刺活检病理提示：肝细胞轻微浊肿，伴点灶状坏死，肝窦内可见淋巴细胞聚集，见小叶中央静脉周围炎及肝细胞脱失，纤维组织增生，汇管区未见明显炎症，小胆管炎偶见，较前次活检所见，肝细胞损伤减轻。继续泼尼松减量，保肝对症支持治疗，此后患者随访肝功能恢复正常，定期复查胸部 CT 至 2021-05-27，示两肺多发转移瘤，部分较 2021-02-24 片稍缩小，纵隔增大淋巴结，较前相仿，继续随访（病例28图5）。

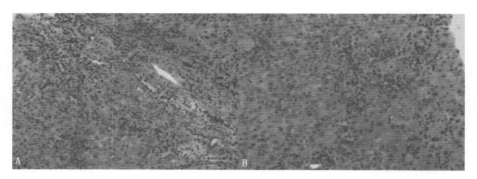

病例28图4　肝活检

A：汇管区炎症；B：点灶状坏死。

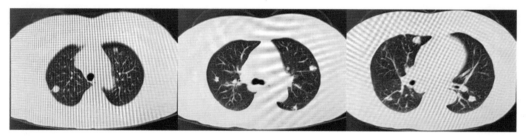

病例28图5　两肺多发转移瘤，部分较前稍缩小

三、病例讨论

免疫检查点抑制剂在肿瘤领域取得了令人瞩目的疗效，自此肿瘤治疗进入了免疫治疗的新时代。但随着免疫检查点抑制剂的广泛使用，免疫相关不良反应也随之而来。肝脏是人体重要的代谢和消化器官，免疫检查点抑制剂引起的肝脏不良事件应引起临床医生的关注。早发现、早诊断、规范治疗是改善预后的关键。本例患者肝细胞癌术后早期肝内复发伴两肺多发转移，TACE 治疗，联合索拉非尼治疗，肝内病灶稳定，但肺内转移灶进展，评估 PD，开始二线阿帕替尼治疗，疗效欠佳，肺内病灶持续增大，联合信迪利单抗免疫治疗，1 次免疫治疗后出现肝功能明显异常，达 CTCAE 3 级，肝穿刺活检考虑免疫相关肝损伤。激素治疗后肝功能好转，但靶向及免疫治疗停药后肺转移灶仍持续稳定。本病例是肝细胞癌免疫治疗后出现免疫相关不良反应，但治疗有效的治疗案例。

根据 Checkmate-040[1] 及 Keynote-224[2] 的研究结果，美国 FDA 批准 Nivolumab（2017年）和 Pembrolizumab（2018 年）作为二线用药，用于索拉非尼治疗失败的肝细胞肝癌（hepatocellular carcinoma，HCC），但在提高疗效的同时，也增加了肝脏相关不良事件的发生[3]。据报道，免疫检查点抑制剂（immune checkpoint inhibitors，ICIs）首次治疗的 6 个月内是发生免疫相关不良反应（immune-related adverse event，irAE）的高峰期，肝脏毒性的发生时间多在 8 ～ 12 周，但整个免疫治疗过程中、甚至治疗结束后均有发生 irAE 的风险。ICIs 联合化疗或靶向治疗时，irAE 的发生率均有所升高（范围 9% ～ 20%）[4]。系统认识 ICIs 相关的肝脏不良反应，早期诊断和规范管理，对于改善肿瘤患者预后具有重要的意义。

尽管该例患者仅使用一次 ICIs 治疗就出现免疫相关的肝脏毒性，但经及时的诊断和治疗后患者不仅肝功能恢复良好，并且获得了持续的肿瘤稳定，这一病例值得我们深思。一方面，尽管研究发现免疫检查点抑制剂的治疗可以上调患者血清中 PD-1 的表达，但这一表达变化在预测 irAE 的发生和疗效上并无意义[5]。因此，肝细胞肝癌或基础肝病的患者使用免疫联合靶向或化疗时，进一步探索和建立免疫相关肝脏不良反应的早期预测指标、早期快速的诊断方法以及个体化管理体系是我们临床工作的重点之一。另一方面，患者出现免疫相关毒性后，停用抗肿瘤治疗仍出现疾病的持续稳定，是否提示：免疫相关的不良反应对于部分患者的免疫治疗预后具有一定的预测意义，这需要更多的临床研究数据来加以验证。

四、病例点评

近年来，晚期肝癌的免疫联合治疗相关临床试验取得良好研究数据，免疫治疗在肝癌治疗的地位在不断提升。越来越多的指南、共识将免疫治疗写进其更新的版本中。在临床实际应用中，一部分患者在免疫联合治疗中获得了明显疗效；同时，我们也观察到一部分患者出现了不同程度的免疫相关不良反应。

CSCO（2019）ICIs 相关毒性反应管理指南中关于肝毒性提出：①发生时间：ICIs 导致的肝毒性可发生在首次 ICIs 后的任意时间，最常于首药后 8 ～ 12 周；②发生率：ALT/AST 升高（伴或不伴总胆红素升高）发生率：CTLA-4 在 10% 以内；PD-1/PD-L1 约 5%；3 ～ 4 级为 1% ～ 2%。联合治疗发生率高：PD-1 ＋ CTLA-4/CTLA-4 ＋化疗或靶向为 9% ～ 20%；③治疗与转归：根据肝毒性分级，使用激素治疗。ICIs 相关肝毒性预后相对较好；一般情况下，1 ～ 3 个月可恢复至基线肝功能状态。较少发生肝衰竭或死亡；④关于 ICIs 重启：2 级肝毒性，肝功能好转后可重复 ICIs，再次肝毒性的概率小。3 级及以上肝毒性好转后，若重启 ICIs 治疗，肝毒性再发生率高，建议永久停用这一类型。此外，在接受一种类型 ICIs（如 CTLA-4 抑制剂）出现肝毒性，不一定在接受另一类型 ICIs 时出现肝毒性（如 PD-1 抑制剂）。但不建议换同一类型 ICIs，如 K 药 /O 药之间换用。

结合该病例，在靶向药物联合免疫治疗过程中出现肝功能损伤。因靶向药物和免疫治疗均可致肝损伤，且肝功能异常的临床表现形式相似，但两者导致肝损伤的机制不同、治疗方式不同。需要及时确诊肝损伤病因并进行精准治疗。该病例及时进行肝穿刺活检病理诊断为免疫性肝损伤，及时予以激素治疗使肝功能迅速好转；在治疗后再次行肝活检确认肝组织免疫损伤改善状况并根据病理结果指导后续激素剂量的调整。关于 ICIs 相关肝损伤，该病例做到了及时的精准诊断、精准治疗、使患者肝损伤尽快得以改善。纵观过往，值得注意的是：在免疫联合治疗中，在强调肿瘤治疗效果的同时，更要密切观察 ICIs 相关不良反应的出现。规范管理 ICIs 相关不良反应对患者的整体预后有重要意义。

（病例提供：黄佩新　陈　漪　复旦大学附属中山医院）

（点评专家：王艳红　复旦大学附属中山医院）

参考文献

[1]El-Khoueiry AB，Sangro B，Yau T，et al.Nivolumab in patients with advanced hepatocellular carcinoma（CheckMate 040）: an open-label，non-comparative，phase 1/2 dose escalation and expansion trial[J].Lancet，2017，389（10088）: 2492-2502.

[2]Zhu AX，Finn RS，Edeline J，et al.Pembrolizumab in patients with advanced hepatocellular carcinoma previously treated with sorafenib（KEYNOTE-224）: a non-randomised，open-label phase 2 trial[J].Lancet Oncol，2018，19（7）: 940-952.

[3]Liu X，Qin S.Immune Checkpoint Inhibitors in Hepatocellular Carcinoma : Opportunities and Challenges[J].Oncologist，2019，24（Suppl 1）: S3-S10.

[4]Naidoo J，Page DB，Li BT，et al.Toxicities of the anti-PD-1 and anti-PD-L1 immune checkpoint antibodies[J].Ann Oncol，2015，26（12）: 2375-2391.

[5]Music M，Iafolla MAJ，Ren AH，et al.Serum PD-1 Is Elevated after Pembrolizumab Treatment but Has No Predictive Value[J].Mol Cancer Ther，2019，18（10）: 1844-1851.

病例29　食管癌免疫治疗相关性肝炎及肺炎

一、病历摘要

（一）病史简介

患者男性，67岁，2021年1月进食哽噎起病。体检胸部CT示食管胸上段壁不规则增厚，颈部超声提示右侧颈根部淋巴结肿大，为进一步诊治入我院。患者既往体健，否认消化道恶性肿瘤家族史。

（二）专科查体

T 36.9℃，P 97次/分，R 18次/分，BP 121/79mmHg。PS 1分，BSA 1.69kg/m²。

神清，精神一般，全身皮肤、巩膜无黄染，无皮疹，全身浅表淋巴结未触及肿大。双肺呼吸音略粗，未闻及明显干湿性啰音。心率97次/分，律齐，无杂音，腹软，无压痛、反跳痛。双下肢无水肿，神经系统（–）。

（三）辅助检查

2021-01-26 PET-CT：食管胸上段MT；病变食管旁淋巴结转移；两肺气肿及慢性炎症。食管胸上段平第1～第3胸椎水平管壁增厚伴糖代谢异常增高，累及长度约为51.0mm，较厚处厚约为14.7mm，最大SUV值约为20.0；胸上段病变食管旁见糖代谢异常增高淋巴结，大小约10.4mm×9.7mm，最大SUV值约为5.7（病例29图1）。

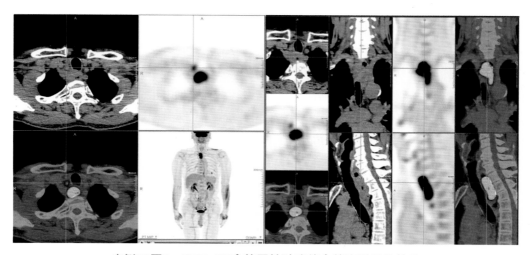

病例29图1　PET-CT食管恶性肿瘤伴食管旁淋巴结转移

2021-02-02 胃镜：食管上段距门齿 18cm 见黏膜隆起，表面高低不平，溃疡形成，质硬，易出血，食管腔狭窄，内镜无法通过。病理：低分化癌，倾向低分化鳞形细胞癌（病例 29 图 2）。

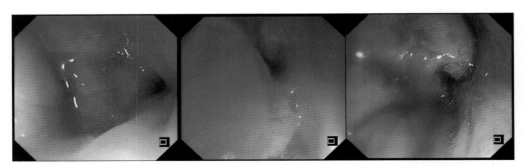

病例29图2　胃镜下食管恶性肿瘤形态

二、诊疗过程

结合患者上述现病史、体征和实验室检查，临床诊断考虑为：食管恶性肿瘤（鳞癌、颈/胸上段，$cTxN_1M_0$，Ⅲ期）。由于患者肿瘤位置较高（颈、胸上段），且累及范围较长，食管周围淋巴结转移，根据 2021 CSCO 指南，我院食管 MDT 建议其行根治性同步放化疗。鉴于免疫治疗在食管鳞癌中的良好疗效，获取患者及家属的知情同意后，其化疗方案定为帕博利珠单抗＋TP 方案。故 2021-02-04、2021-02-25 行 2 个疗程抗肿瘤治疗，方案：帕博利珠单抗 200mg 第 1 天＋白蛋白紫杉醇 400mg 第 1 天＋顺铂 120mg 第 1 天，1 次/3 周。

2 个疗程化疗后患者诉进食哽噎感稍好转。2021-03-12 CT 食管胸上段病灶较前 2021-01-26 片缩小，其旁小淋巴结明显强化，多发纵隔肿大淋巴结，较前相仿。综合评价患者病情较前缓解，拟按计划行放疗。但 2021-03-22 放疗前常规检查发现谷丙转氨酶 292U/L，谷草转氨酶 117U/L，总胆红素、直接胆红素正常，伴稍乏力，无其他不适。血常规、电解质、肾功能、甲状腺功能、心肌损伤标志物阴性予以常规阿拓莫兰等常规保肝治疗，效果不佳，2021-04-08 谷丙转氨酶 388U/L，谷草转氨酶 177U/L，总胆红素、直接胆红素正常。进一步查嗜肝病毒、自免肝、脂肪肝、铜蓝蛋白等均无异常。我院抗肿瘤免疫治疗不良反应 MDT 考虑为 PD-1 抑制剂所致免疫性肝炎，G3 级。建议患者行肝穿刺，但患者拒绝。故 2021-04-10 起甲强龙 40mg 1 次/日静脉滴注。患者肝损伤明显好转，并于 2021-04-12 起开始放疗：2021-04-12 至 2021-05-18 针对食管原发灶及淋巴结行 TOMO-IMRT，GTV 为食管上段肿瘤原发灶 DT5940cGy/27Fx，GTV-n 为上纵隔转移淋巴结 DT6210cGy/27Fx，CTV 为锁上及上中纵隔淋巴引流区

DT4320cGy/27Fx，放疗期间（激素服用过程中）可乐必妥（左氧氟沙星）预防感染。

由于患者激素减量较快，2021-04-22起患者转氨酶指标再次出现反弹，2021-04-26 ALT升高至343U/L，AST升高至103U/L。再次予以甲强龙80mg 1次/日静脉滴注治疗，此次患者激素缓慢减量，肝损伤逐渐恢复。患者肝损伤及治疗情况如病例29表1。

病例29表1　肝功能变化及治疗过程表

时间	谷丙转氨酶（9～50U/L）	谷草转氨酶（15～40U/L）	总胆红素（3.4～20.4μmol/L）	直接胆红素（0～6.8μmol/L）	碱性磷酸酶（45～125U/L）	谷氨酰基转移酶（10～60U/L）	治疗
2021-02-24	18	17	8.1	1.8	58	25	PD-1单抗＋TP×2疗程
2021-03-22	292	117	7.6	2.4	58	37	常规保肝
2021-04-01	290	120	13.2	3.3	55	59	
2021-04-08	388	177	14.9	3.9	59	63	
2021-04-10	考虑PD-1抑制剂所致免疫性肝炎，建议穿刺，拒绝						甲强龙40mg 1次/日×3天
2021-04-12	233	64	16.9	4.8	53	61	开始放疗
2021-04-13	……甲强龙20mg 1次/日×2天，泼尼松龙15mg 1次/日口服×4天						
2021-04-19	177	58	16.7	4.6	53	84	泼尼松龙10mg 1次/日×3天
2021-04-22	214	74	17.2	4.6	52	91	泼尼松龙15mg 1次/日×3天
2021-04-26	343	103	17.2	4.2	57	112	甲强龙80mg 1次/日×5天
2021-04-30	279	70	16.3	4.3	55	131	甲强龙40mg 1次/日×6天

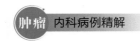

时间	谷丙转氨酶（9～50U/L）	谷草转氨酶（15～40U/L）	总胆红素（3.4～20.4 μmol/L）	直接胆红素（0～6.8 μmol/L）	碱性磷酸酶（45～125U/L）	谷氨酰基转移酶（10～60U/L）	治疗
2021-05-05	242	59	21	6.1	56	166	泼尼松龙35mg 1次/日×3天
2021-05-08	128	66	17.3	5.7	59	148	泼尼松龙30mg 1次/日×3天
2021-05-12	59	82	18.2	5.0	56	179	泼尼松龙25mg 1次/日×3天
2021-05-22	23	25	12.4	4.0	54	145	泼尼松龙20mg 1次/日

2021-05-22 肝功能正常，仍有饮水哽噎感，拟恢复 TP 化疗。但患者 2021-05-22 出现发热，体温最高 38.7℃，无寒战，否认咳嗽、咳痰、鼻塞流涕、咽痛头痛，否认胸闷气急、乏力、四肢酸痛，否认腹痛、腹泻、尿频、尿急、尿痛。2021-05-23 就诊我院急诊：查体：神智清，精神可，对答切题。T 38.7℃，血氧饱和度 97%；P 105 次/分，心律齐，各瓣膜区未及杂音。双肺呼吸音粗，未及干湿啰音，未及哮鸣音。腹软，无压痛/反跳痛。双下肢无水肿，NS（－）。

辅助检查：白细胞 4.77×10⁹/L，中性粒细胞百分比 75.6%，淋巴细胞百分比 9.9%，C-反应蛋白 23.3mg/L，降钙素原 0.10ng/ml，血沉 13mm/h；谷丙转氨酶 30U/L，谷草转氨酶 28U/L，肌钙蛋白正常。

2021-05-23 胸部 CT 示：食管 MT 病例，食管胸上段病灶较前 2021-03-12 片相仿；两肺炎症；两肺气肿（病例 29 图 3）。

目前诊断考虑：肺部阴影：①感染（细菌？真菌？病毒？非特异性病原体？）？②放射性肺炎？③免疫性肺炎（PD-1 抑制剂所致？）？

进一步查 T-SPOT、血培养、隐球菌荚膜抗原、G 试验、GM 试验均阴性。

2021-05-22 可乐必妥＋头孢唑肟钠×3天，2021-05-25 起改哌拉西林他唑巴坦 4.5g 1次/8小时，无好转。2021-05-28 感染科会诊：血送 NGS，加用 SMZ 0.96 3次/日＋卡泊芬净 50mg 1次/日，以涵盖真菌和非特异性病原菌，泼尼松龙加量至 20mg 1次/日涵盖放射性肺炎。无好转，患者 T 38.4℃，咳嗽，咳少量黄白痰，血氧饱和度 93%，

2021-05-31 白细胞 $5.31 \times 10^9/L$；中性粒细胞百分比 83.7%；C- 反应蛋白 42.6mg/L，较前升高，降钙素原正常。2021-06-01 CT 两肺间质性炎性改变，较前进展（病例 29 图 3）。2021-06-02 感染科会诊：加用多西环素＋阿奇霉素。

2021-06-03 外周血高通量测序（NGS）：检出 CMV 种严格序列 367（病例 29 图 4）。

考虑病毒性肺炎可能性大，2021-06-03 更昔洛韦 250mg 2 次 / 日，静脉滴注 ×7 天；免疫球蛋白 10g×2 天，2021-06-07 体温平，C- 反应蛋白 11.2mg/L，CT 两肺间质性炎性改变，较前相仿。停其他抗生素，抗病毒继续，2021-06-10 更昔洛韦 1g 3 次 / 日 ×14 天后停药，甲强龙 15mg 1 次 / 日后逐渐减量。肺炎治疗过程如下图（病例 29 图 3）。

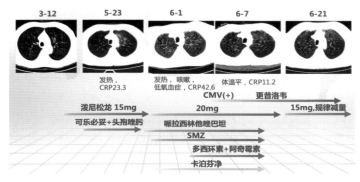

病例29图3　肺炎诊疗过程

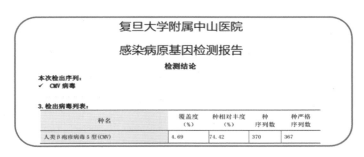

病例29图4　血NGS提示CMV感染

在患者经历免疫性肝炎、肺炎后，CT 提示患者肿瘤明显缓解（病例 29 图 5）。

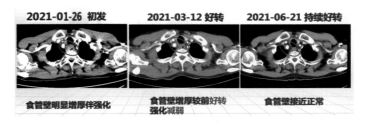

病例29图5　肿瘤明显缩小

三、病例讨论

该病例重点需讨论Ⅲ期食管癌免疫联合化疗人群的选择和利弊、疗效评估，肺部病变结合放射野部位，放射性肺炎需考虑。

1. Ⅲ期食管癌免疫联合化疗人群的选择和利弊，疗效如何评估？

对于Ⅲ期食管癌，新辅助化疗联合手术或根治性放化疗为目前指南所推荐的。免疫治疗在食管癌，尤其是食管鳞癌具有显著疗效。如 KEYNOTE-590 研究[1]对比帕博利珠单抗联合化疗和单纯化疗，其中鳞癌 PD-L1 CPS ≥ 10 患者中位生存期（OS）为 13.9 个月 vs 8.8 个月，HR 0.57，一线帕博利珠单抗＋化疗均较单纯化疗组显著降低死亡风险，该研究是首个 OS 获益的晚期食管癌一线治疗Ⅲ期临床研究。类似的，对比纳武利尤单抗＋化疗和单纯化疗的 CheckMate-648 研究和对比卡瑞利珠单抗＋化疗和化疗的 ESCORT-1st 研究[2]也都获得了阳性结果：肿瘤细胞 PD-L1 表达 ≥ 1% 的食管癌人群中，纳武利尤单抗＋化疗比单纯化疗降低死亡风险 46%，中位 OS 提高 6.3 个月；所有随机患者中，卡瑞利珠单抗＋化疗较单纯化疗降低死亡风险 30%，中位 OS 提高 3.3 个月。鉴于此，目前帕博利珠单抗（CPS ≥ 10）、纳武利尤单抗（CPS ≥ 5）和卡瑞利珠单抗（鳞癌）联合化疗已经进入 NCCN、CSCO 等国内外食管癌治疗指南。

Ⅲ期食管癌患者是否可以从免疫治疗获益，目前没有大型Ⅲ期临床研究数据，但根据既往小样本研究和晚期食管癌患者中免疫联合化疗的显著疗效，整体可能是获益的。对于该类患者，如果没有免疫治疗的禁忌证，如活动性风湿系统疾病等，免疫治疗用于该类患者可能是可以获益的。弊端在于要注意免疫不良反应的可能，如联合放疗时，免疫性肺炎、放射性肺炎的发生概率可能会增加。疗效评估上，除了常规增强 CT 外，PET-CT 和胃镜在判断是否达到完全缓解方面有较好的帮助。

2. 该患者是否合并放射性肺炎的可能？

该患者后期发生肺炎，虽外周血微生物 NGS（mNGS）提示 CMV 感染，抗病毒治疗效果较好，但结合放射野及肺炎发生部位，并不能完全排除合并放射性肺炎的可能。且在治疗过程中，激素一直在使用，是否是激素也在起作用或放射性肺炎在自愈也有可能。对于免疫治疗合并放疗的患者，在临床上，很多时候就是很难明确肺炎是否为单一原因，往往抗生素、激素等可能需要同时使用，尽快控制疾病进程。感染科、呼吸科、放射科、肿瘤内科等形成的多学科诊疗此时就显得尤为重要。

3. 患者后续能否继续 PD-1 抑制剂治疗？

患者后续 PD-1 抑制剂治疗的利弊分析：利：疗效好，可以去化疗，有 CR 可能，DFS 和 OS 延长。CROSS 研究[3]中，食管癌或胃食管结合部癌患者接受术前同步放化疗，pCR 率为 29%，71% 的患者接受新辅助放化疗后仍然会存在病理残留。而非 pCR 患者复发与死亡风险更高。如何改善这部分患者的生存至关重要。目前根治性放化疗后免疫维持的研究如 TENERGY 研究大多处于入组阶段，暂无数据。但可借鉴 CheckMate-577 研究。CheckMate-577 研究[4] 是一项全球、随机、双盲、安慰剂对照的 Ⅲ 期临床试验，旨在对比新辅助放化疗后纳武利尤单抗辅助治疗食管或食管胃交界处癌的有效性和安全性。根据 CheckMate-577 研究，纳武利尤单抗的中位 PFS 为 22.4 个月（16.6 ~ 34.0 个月），而安慰剂的中位 OS 为 11.0 个月（8.3 ~ 14.3 个月），HR ＝ 0.69（ P ＝ 0.0003）。与安慰剂相比，纳武利尤单抗治疗的 DFS 更优，复发或死亡风险降低 31%，中位 DFS 增加一倍。患者的治疗与 CheckMate-577 的入组人群有一定的相似性。故后续免疫抑制剂维持有一定的有效性。但弊端也不可小觑：①患者既往发生过 G3 级免疫性肝炎，根据免疫不良反应 NCCN、ESMO 指南，G3 级及以上肝炎不建议免疫治疗再挑战，因患者再次发生免疫不良反应的可能性大；②患者肺炎虽病毒性可能性大，但放射性肺炎或 PD-1 单抗相关的肺炎亦不能完全排除，且目前遗留间质性肺炎，PD-1 单抗再挑战后免疫性肺炎的可能性亦有可能发生。综合上述原因，结合患者本人意愿，我们建议患者密切随访，暂未行抗肿瘤治疗。

四、病例点评

该患者为 1 例 Ⅲ 期食管癌患者，诊断明确。特点为肿瘤位置较高，累及范围较大，新辅助治疗后行手术难度较大，根治性放化疗更为合适。随着 KEYNOTE-590、CheckMate-648 和 ESCORT-1st 等一系列免疫联合化疗对比化疗的研究的阳性结果，提示免疫治疗对食管癌，尤其是食管鳞癌患者可有显著临床获益。因此，目前对于 Ⅲ 期食管癌行根治性放化疗的患者，虽然没有大型临床试验证明加入免疫治疗会延长 DFS 和 OS，但参考姑息一线治疗，结合患者意愿，免疫治疗尽早应用可能可改善生存。但免疫＋化疗＋放疗同时进行，临床医生尤其要注意不良反应的发生，如免疫性肺炎、放射性肺炎等。此患者就在发生免疫性肝损伤恢复后，发生肺炎。虽然外周血微生物 NGS 提示病毒性肺炎，但是否合并放射性肺炎或叠加免疫性肺炎不能完全除外，这就需要临床医生对各种不良反应的处理非常熟悉，需要扎实的基本功，同时多学科讨论如食管癌多学科讨论、免疫不良反应多学科讨论对该类患者的诊治也显得尤为重要。

（病例提供：艾罗燕　复旦大学附属中山医院）

（点评专家：王　妍　复旦大学附属中山医院）

参考文献

[1]Sun JM, Shen L, Shah MA, et al.Pembrolizumab plus chemotherapy versus chemotherapy alone for first-line treatment of advanced oesophageal cancer（KEYNOTE-590）: a randomised, placebo-controlled, phase 3 study[J].Lancet, 2021, 398（28）: 759-771.

[2]Luo H, Lu J, Bai Y, et al.Effect of Camrelizumab vs Placebo Added to Chemotherapy on Survival and Progression-Free Survival in Patients With Advanced or Metastatic Esophageal Squamous Cell Carcinoma: The ESCORT-1st Randomized Clinical Trial[J].JAMA, 2021, 326（10）: 916-925.

[3]van Hagen P, Hulshof MC, van Lanschot JJ, et al.Preoperative chemoradiotherapy for esophageal or junctional cancer[J].N Engl J Med, 2012, 366: 2074-2084.

[4]Kelly RJ, Ajani JA, Kuzdzal J, et al.Adjuvant Nivolumab in Resected Esophageal or Gastroesophageal Junction Cancer[J].N Engl J Med, 2021, 384（13）: 1191-1203.

病例30 免疫检查点抑制剂引发的细胞因子释放综合征

一、病历摘要

（一）病史简介

患者男性，75岁，主诉"发现晚期肝癌1个月，发热半个月"。

2020年12月无明显诱因下出现腹痛。2020-12-10外院查甲胎蛋白13.44ng/ml，癌胚抗原14.6ng/ml，CA199 11850U/ml。2020-12-14外院MRI示肝右叶及肝门部恶性肿瘤，肝内胆管扩张，肝门部胆管截断性改变；腹膜后及肝门部肿大淋巴结。2020-12-18我院PET-CT示：考虑肝脏右后叶及肝门部MT伴周围子灶，肝门区、腹膜后、左侧膈脚后、膈上心包右旁及左侧锁骨区淋巴结转移，两肺转移，第4颈椎转移（病例30图1）。

2020-12-29行超声引导下肝右叶活检，低分化腺癌。免疫组化：PD-L1（肿瘤50%+，间质10%+），Ki-67（80%阳性），pMMR，HER2（+），Met（+），Met FISH检测为阴性。2020-12-31行姑息一线第1周期PD-1抑制剂治疗：信迪利单抗200mg第1天，1次/3周，过程顺利。用药后第2天，患者开始出现发热，体温最高38℃，伴腹胀。用药后第3天出现下肢水肿，5天后体温最高至39℃。当地医院予抗生素治疗未见明显好转。

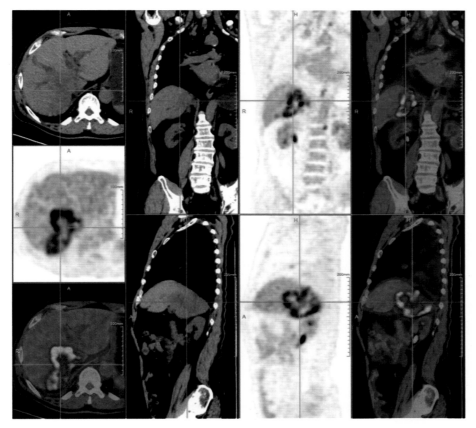

病例30图1 初次入院时CT图像（2020-12-18）

既往史：慢性乙肝病史，目前服用恩替卡韦抗病毒治疗。

家族史：否认家族性遗传病史。

（二）专科查体

T 38.5℃，P 85次/分，R 20次/分，BP 130/80mmHg。HT 165cm，BW 67kg，BMI 25.38，BSA 1.74m^2，PS 1分，NRS（疼痛）4分。

患者腹部膨隆，肝脾肋下未及，腹部无压痛、反跳痛及肌紧张，Murphy征阴性，移动性浊音阳性，双下肢非凹陷性重度水肿。

（三）辅助检查

2021-01-22化验：白细胞 12.59×10^{12}/L，中性粒细胞百分比 80.9%，血红蛋白 132g/L，血小板 217×10^9/L；高敏C-反应蛋白（CRP）71.7mg/L（＜3mg/L），D-二聚体 2.55mg/L；白蛋白 31g/L，钾 2.9mmol/L，钠 135mmol/L，氯 88mmol/L。

甲胎蛋白 9.2ng/ml，癌胚抗原 26.9ng/ml，CA125 2812U/ml，CA153 125U/ml，CA724 17U/ml。

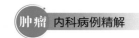

白介素–6（IL–6）见下图（病例 30 图 2）。

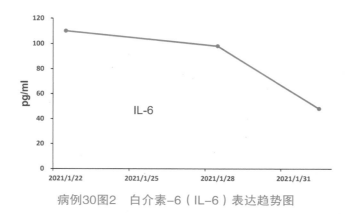

病例30图2　白介素–6（IL–6）表达趋势图

2021–01–23 心电图示窦性心律，左胸导联低电压。心脏超声示左房增大。腹部超声示大量腹腔积液。下肢血管超声示左小腿肌间静脉血栓。胸部 CT 示两肺多发转移，纵隔及左锁骨区淋巴结转移，两肺胸腔积液伴两肺部分不张。腹部 CT 示肝 MT，肝门胆管及门脉右支受侵，肝门、右心缘旁及腹膜后淋巴结转移，腹盆腔积液，左肾上腺增粗，前列腺钙化灶，盆腔皮下软组织水肿（病例 30 图 3）。与 2020 年 12 月影像学比较，评估为 SD。

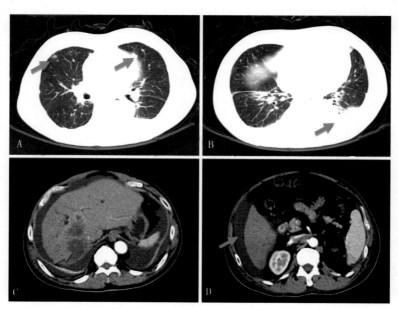

病例30图3　CRS后CT评估影像（2021–01–23）

A、B：胸部 CT 示两肺转移，肺不张；C、D：腹部 CT 示肝脏 MT、腹腔积液。

二、诊疗过程

患者诊断：细胞因子释放综合征（CRS），肝恶性肿瘤伴多处转移，多发浆膜腔积液（胸、腹、盆腔）。

患者入院后完善相关检查，血化验指标显示细胞因子 IL-6 明显升高，考虑为 PD-1 抑制剂治疗后细胞因子释放综合征，予塞来昔布消炎退热，呋塞米、螺内酯、托拉塞米利尿，并予补充人血白蛋白、加强营养支持等治疗。因患者大量腹腔积液，予行腹腔穿刺引流腹腔积液。患者恶性肿瘤晚期伴下肢水肿、血管超声示肌间静脉血栓，且 D- 二聚体偏高，予那屈肝素钙抗凝。患者体温渐退。每日监测尿量、体重，患者体重两周内下降约 10kg，双下肢水肿明显消退，大腿、小腿围明显缩减。

患者症状明显好转，于 2020-02-02 行姑息一线第 2 周期 PD-1 抑制剂治疗：信迪利单抗 200mg 第 1 天，1 次 /3 周治疗。考虑患者毛细血管通透性异常，本周期予加用安罗替尼靶向治疗。随访患者未再出现发热、水肿等不适。

三、病例讨论

细胞因子释放综合征（CRS）是内源性或输注性免疫效应细胞的激活或参与的超生理反应，亦被称细胞因子风暴。其生理病理机制主要为炎症介质和细胞因子可促进内皮细胞活化，导致毛细血管渗漏、血流动力学不稳定和消耗性凝血病。CRS 诊断必须包括发热，可能包括低血压、毛细血管渗漏和终末器官功能障碍 [1]。CRS 临床表现可呈现多种症状，轻微症状主要表现为自限性的轻微流感样症状，如发热、疲劳、头痛、皮疹、关节痛和肌痛等。严重的病例以低血压和高热为特征，可发展为无法控制的全身炎症反应，如需要使用血管加压素纠正的循环休克、血管渗漏、弥散性血管内凝血和多器官系统衰竭。

CRS 是免疫治疗尤其是嵌合抗原受体 T 细胞治疗（CAR-T）最常见的不良反应。CRS 亦可由感染等其他多种其他因素引起。近年来，随着程序性死亡受体 1 或程序性死亡配体 1（PD-1/PD-L1）抑制剂的广泛应用，其不良反应越来越引起人们的重视，由 PD-1/PD-L1 抑制剂引发的 CRS 也有多例报道 [2]。2014 年，Lee 等根据常见不良反应事件评价标准（national cancer institute common terminology criteria for adverse events, CTCAE 4.0）制定了适用于 T 细胞治疗所致 CRS 的评估标准 [3]。美国移植和细胞治疗学会（American Society for Transplantation and Cellular Therapy，ASTCT）于 2018 年 6 月颁布了 ASTCT 评分系统用于指导 CRS 的预防和治疗 [4]。CRS 的 ASTCT 评分系统是基于 3 个生命体征（体温、血压和血氧饱和度）进行分级（病例 30 表 1）。

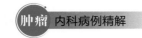

病例30表1 ASTCT评分标准及管理原则

分级	临床参数	管理
1级	体温 ≥ 38℃	解热和静脉补液；诊断检查排除感染；中性粒细胞减少考虑生长因子和抗生素
2级	体温 ≥ 38℃；低血压（不需要血管加压素）和（或）缺氧（需要低流量鼻导管吸氧）	按照1级支持治疗；静脉补液和（或）补充氧气；IL-6受体抗体和（或）地塞米松或同等剂量甲泼尼龙
3级	体温 ≥ 38℃；低血压（需要一种含有或不含有加压素的血管升压药）和（或）缺氧（需要使用高流量鼻导管吸氧、面罩、非循环呼吸面罩或文丘里面罩）	按照1级支持治疗；考虑在重症监护室监测；血管升压药和（或）补充氧气，每隔6小时静脉注射一次地塞米松10 ~ 20mg或同等剂量的甲泼尼龙＋IL-6受体抗体
4级	体温 ≥ 38℃；低血压（需要血管加压素以外的多种升压药）和（或）缺氧（需要正压通气，例如CPAP、BiPAP、气管插管和机械通气）	按照1级支持治疗；在重症监护室监测；血管升压药支持和（或）通过正压通气补充氧气；IL-6受体抗体＋甲泼尼龙1000mg/d

本例患者在信迪利单抗应用约3天后出现明显的CRS，化验血炎症因子白介素明显升高，因患者主要表现为发热、毛细血管渗漏，尚无血流动力学紊乱、凝血功能异常。按ASTCT评分系统诊断为1级，我们主要针对患者的症状予非甾体类解热镇痛药、利尿剂等对症处理，患者发热、水肿的症状很快消退。患者虽然白细胞、CRP指标也有升高，曾在外院应用过数天抗生素治疗效果欠佳，我们分析患者的炎症指标升高可能并不是细菌感染所致，而更像是患者本身针对细胞因子炎症释放产生的保护性应激反应。因此我们并未予抗生素治疗，结果也证实我们的分析是正确的，在予改善患者血管通透性后，患者的体温、白细胞、CRP均明显下降并趋于正常。

有研究者通过VigiBase数据库，分析了2015年至2019年世界卫生组织国际药物监测合作中心的记录，共有58例免疫检查点抑制剂相关的CRS病例，其中55例曾用过PD-1/PD-L1抑制剂[5]。其主要与T细胞、B细胞、NK细胞、巨噬细胞等释放IL-6等细胞因子入血有关[3]。本例患者也主要是IL-6明显升高。目前关于PD-1/PD-L1抑制剂治疗后引起的CRS主要是个案报道，尚无系统性研究，出现CRS的中位时间为10天左右[6-8]。对于轻症患者予解热镇痛药物治疗即可改善症状，但对于中重度患者则需要应用糖皮质激素和（或）IL-6受体抗体等治疗。本例患者根据ASTCT评分归为1级，因此并未选用糖皮质激素和（或）IL-6受体抗体。关于CRS越早诊断越早用药控制越佳，早期控制炎症因子风暴可避免或减缓疾病的恶化。而就我们有限的经验来看，出现轻度CRS的患者多数能够从PD-1/PD-L1抑制剂治疗中获得更佳的治疗效果。

该患者 CRS 控制后，我们考虑是否需要对患者继续行免疫检查点抑制剂治疗。报道显示，对于出现免疫不良反应的患者继续进行免疫检查点抑制剂治疗，约有 1/3 的患者会再出现类似不良反应，最常见的为结肠炎、肝炎和肺炎等[9]。而免疫检查点抑制剂再挑战后是否会再次出现 CRS 并没有相关报道。因考虑患者 PD-L1 表达高，是潜在的能够从免疫检查点抑制剂治疗获益的人群。我们在予患者塞来昔布抗炎的同时，继续进行信迪利单抗治疗，后续随访未再出现类似不良反应。同时我们予患者联合应用了安罗替尼，主要考虑患者 CRS 状态下，血管渗透性增强，抗血管靶向治疗可能进一步增加药物的渗透与吸收。虽然抗血管靶向治疗并非一线推荐用药，我们经患者及家属同意后尝试加用抗血管药物。而我们选用安罗替尼口服药，未选用贝伐珠单抗等大分子抗血管药物的主要原因还是考虑患者机体状况比较差，口服药物易于观察患者的耐受性及调整剂量。

四、病例点评

随着对免疫检查点抑制剂的研究越来越深入，其在临床上的应用也越来越广，但随之出现的免疫不良反应也越来越引起人们的重视。本例患者是在首次应用免疫检查点抑制剂后即出现 CRS，起病比较凶险，好在临床发现及治疗比较及时，转归较好。但如若处理不及时，很快就会发展成重度 CRS，届时治疗难度提升，再治疗需应用糖皮质激素，必要时还需加用 IL-6 受体抗体如西鲁库单抗（sarilumab）等。虽然据作者经验认为出现 CRS 等不良反应的患者更可能从免疫检查点抑制剂治疗中获得益处，但是仍需谨慎选用免疫检查点抑制剂并及时处理其不良反应。免疫再挑战是困扰临床医生的一大难题，是否继续启用免疫检查点抑制剂和何时启用，均需要临床医生切实做到个体化及精准化。

（病例提供：张凌云　复旦大学附属中山医院）

（点评专家：胡　洁　复旦大学附属中山医院）

参考文献

[1]Godel P，Shimabukuro-Vornhagen A，von Bergwelt-Baildon M.Understanding cytokine release syndrome[J].Intensive care medicine，2018，44（3）：371-373.

[2]Kennedy LB，Salama AKS.A review of cancer immunotherapy toxicity[J].CA：a cancer journal for clinicians，2020，70（2）：86-104.

[3]Lee DW，Gardner R，Porter DL，et al.Current concepts in the diagnosis and

management of cytokine release syndrome[J].Blood，2014，124（2）：188-195.

[4]Lee DW，Santomasso BD，Locke FL，et al.ASTCT Consensus Grading for Cytokine Release Syndrome and Neurologic Toxicity Associated with Immune Effector Cells[J].Biology of blood and marrow transplantation：journal of the American Society for Blood and Marrow Transplantation，2019，25（4）：625-638.

[5]Ceschi A，Noseda R，Palin K，et al.Immune Checkpoint Inhibitor-Related Cytokine Release Syndrome：Analysis of WHO Global Pharmacovigilance Database[J].Frontiers in pharmacology，2020，11：557.

[6]Ohira J，Kawamoto M，Sugino Y，et al.A case report of fulminant cytokine release syndrome complicated by dermatomyositis after the combination therapy with immune checkpoint inhibitors[J].Medicine，2020，99（15）：e19741.

[7]Honjo O，Kubo T，Sugaya F，et al.Severe cytokine release syndrome resulting in purpura fulminans despite successful response to nivolumab therapy in a patient with pleomorphic carcinoma of the lung：a case report[J].Journal for immunotherapy of cancer，2019，7（1）：97.

[8]Foran AE，Nadel HR，Lee AF，et al.Nivolumab in the Treatment of Refractory Pediatric Hodgkin Lymphoma[J].Journal of pediatric hematology/oncology，2017，39（5）：e263-e266.

[9]Dolladille C，Ederhy S，Sassier M，et al.Immune Checkpoint Inhibitor Rechallenge After Immune-Related Adverse Events in Patients With Cancer[J].JAMA oncology，2020，6（6）：865-871.

病例31 心肾功能不全的晚期肠癌患者的抗肿瘤治疗策略

一、病历摘要

（一）病史简介

患者男性，70岁，主诉"发现肠癌复发伴肝转移1周"。

2020年3月外院行乙状结肠恶性肿瘤根治术，病理示腺癌，分化Ⅱ～Ⅲ级，癌组织浸润肠壁浆膜层，神经束及脉管内未见癌栓，两侧切缘未见癌累及。LN（4/15）。pT$_{4a}$N$_{2a}$M$_0$，ⅢC期。KRAS/NRAS/BRAF基因为野生型，pMMR。术后予卡培他滨单药化疗。2020年11月随访发现肿瘤标志物升高。2021年1月行PET-CT未见肿瘤复发转移，但发现肿瘤标志物继续升高。2021-03-02 我院腹部 CT 示术区复发，腹盆腔种植转移，肝包膜下转移可能。腹部 MRI 示腹腔种植转移，肝包膜下转移机会大，胃窦旁、肝门部淋巴结转移，少量腹腔积液（病例31图1）。肺 CT 示两肺少许炎症，两侧少量胸腔积液。化验 CA199 439U/ml，CA125 168U/ml，CA724 > 250U/ml。

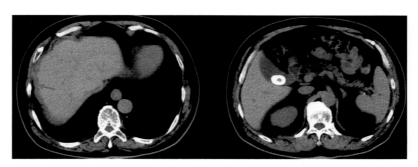

病例31图1　初次入院时CT图像（2021-03-02）

肝包膜下转移、腹腔种植转移。

既往史： 患者既往高血压史 20 余年，不规律服用降压药，血压控制欠佳，平素服用氨氯地平贝那普利 12.5mg 1 次 / 日。糖尿病史 5 年，血糖控制尚可，服用盐酸吡格列酮 15mg 1 次 / 日。

2020 年 3 月外院行结肠癌手术后出现心力衰竭，当时化验 NT-proBNP 2925ng/L，心脏超声示 LVEF 55%，左室下壁及后壁基底段至中段收缩运动异常，左心房、左心室扩大，主动脉瓣、二尖瓣轻度反流。经积极治疗后好转，之后口服美托洛尔缓释片 37.5mg 1 次 / 日治疗。

家族史： 否认家族相关遗传病史。

（二）专科查体

T 36.5℃，P 80 次 / 分，R 17 次 / 分，BP 125/84mmHg。HT 172cm，BW 82kg，BMI 27.7，BSA 1.952m^2，PS 1 分，NRS（疼痛）0 分。

患者腹部微膨隆，肝脾肋下未及，腹部无压痛、反跳痛及肌紧张，Murphy 征阴性，移动性浊音阴性，双下肢未见水肿。

（三）辅助检查

2021-03-11 血生化指标：肿瘤标志物 CA199 782U/ml，CA125 270U/ml，CA724 > 250U/ml。NT-proBNP 662pg/ml，心肌肌钙蛋白 0.034ng/ml，肌酸激酶 MB 1.4ng/ml，肌红蛋白 43.3ng/ml。eGFR 60ml/（min·1.73m^2），随机尿蛋白 2362mg/L，尿白蛋白 / 尿肌酐 1526μg/（mg·Cr）。糖化血红蛋白 6.1%。

影像学检查：心电图示窦性心动过速，左心室肥大伴 T 波改变（RV5 + SV1 =

21mm）。心脏超声示 LVEF 41%，左室整体收缩活动减弱，左心房内径增大，左心室内径正常上限。冠状动脉 CT 示冠脉多支多发斑块伴管腔轻微 – 轻度狭窄，RCA 管腔狭窄 40% ~ 50%。肾 GFR 核医学显像（病例 31 图 2）示：左肾 GFR 25.2ml/min，右肾 GFR 36.5ml/min，左肾灌注降低，功能中度受损，右肾功能轻中度受损，肾小球滤过率低于正常范围。

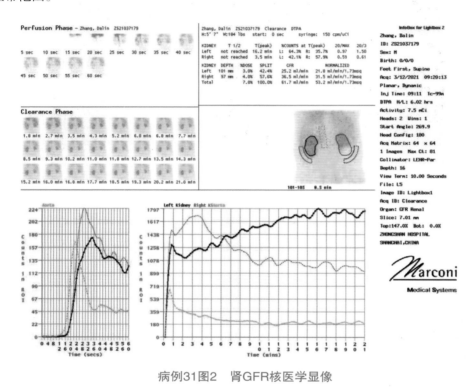

病例31图2　肾GFR核医学显像

二、诊疗过程

患者诊断：结肠恶性肿瘤 $rpT_{4a}N_{2a}M_1$ Ⅳ期，心功能不全（NYHA Ⅰ级），冠状动脉粥样硬化性心脏病，慢性肾功能不全 G2 期，原发性高血压 2 级，极高危组，2 型糖尿病，腹腔积液。

入科后给予患者沙库巴曲缬沙坦钠 50mg 2 次 / 日和卡维地洛 6.25mg 3 次 / 日口服治疗心功能不全、阿司匹林肠溶片和阿托伐他汀治疗冠心病、百令胶囊护肾。在药物保护心肾功能的基础上，给予姑息一线西妥昔单抗联合伊立替康的抗肿瘤方案治疗，1 周后测心脏 LVEF 45%，3 周后测 LVEF% 45%，2 个月后复测 LVEF% 42%。该患者一线抗肿瘤治疗方案（西妥昔单抗联合伊立替康）治疗 4 周期后，2021 年 8 月 CT 评估发现腹盆腔及肝脏病灶较前有进展（病例 31 图 3），心脏彩超评估 LVEF 稳定在 42%，因考虑患者心功能不全，二线靶向治疗我们没有选择有潜在心脏损伤可能的贝伐珠单抗，继续予西妥昔单抗治疗。因此，予调整为姑息二线西妥昔单抗联合雷替曲塞治疗。但二线方案治疗 2 周期后患者出现下肢水肿、活动后心悸、嗜睡等症状，复查心脏彩超 LVEF 41%，经心内科会诊后诊断为扩张性心肌病（充血性心肌病）。随停止抗肿瘤治疗，继续沙库巴曲缬沙坦钠和卡维地洛改善心脏功能。

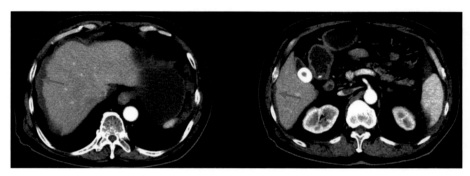

病例31图3　姑息一线进展CT影像（2021-08-16）

三、病例讨论

本例患者有多种基础疾病：①一年前手术后应急状态下诱发心力衰竭，目前患者虽然未再发作过心力衰竭症状，但是不能确定抗肿瘤治疗的应激状态是否会再次出现心力衰竭；②患者 LVEF 1 年前为 55%，本次入院后检查仅为 41%，说明患者心功能不全有可能是本身心脏功能恶化，也有可能是患者肿瘤进展导致心功能恶化；③患者血压控制欠佳，已出现高血压性肾病，且肾小球滤过率已明显出现降低，该患者肾脏的代偿能力减退。可见，评估患者病情发现，该患者目前心、肾功能指标并不适合强烈抗肿瘤治疗，但是患者的肿瘤负荷较大且病情进展较快，如若不积极控制肿瘤的进展，亦有可能进一步导致心脏、肾脏功能的恶化。该患者的肿瘤情况与心肾功能不全情况彼此影响。

我们给予患者积极的保护心脏、肾脏等治疗，在使用 β 受体阻滞药和 ACEI 治疗的基础上[1]，对患者进行了西妥昔单抗联合伊立替康单药化疗。之后定期对患者心功能进行评估，通过心脏超声检测左室射血分数[2] 显示 LVEF 趋于稳定，且有一定程度的好转。此病例提示我们，对于老年肿瘤患者合并心肾功能不全的情况，不一定要等到心脏射血分数、肾小球滤过率等指标纠正到完全正常后再进行抗肿瘤治疗。即使患者心肾功能欠佳，但如果能药物控制稳定的情况下，依旧可以选择对心肾功能影响小的抗肿瘤方案进行治疗。

临床上肿瘤科医生在对肿瘤患者进行抗肿瘤治疗前，需要对患者的一般状况、脏器功能等多项指标进行评估。心脏、肝脏、肾脏等有较严重的功能障碍或严重心血管疾病者是抗肿瘤治疗的禁忌证。多项研究显示，在肿瘤治疗前或肿瘤治疗过程中，基础心脏疾病是肿瘤患者治疗过程中出现心脏毒性的危险因素。ESMO 指南指出心脏 LVEF 低于 50% ~ 55% 是暂停化疗的指征[3]。CTCAE 3.0 版将无症状性，LVEF < 40% ~ 50% 列为心脏不良事件 2 级；有症状型慢性心力衰竭，对治疗有反应，LVEF < 20% ~ 40% 列为不良反应 3 级。CTCAE 4.0 版和 CTCAE 5.0 版则对左心室舒缩功能进行了简化，笼统性的定义 LVEF 降低引起相关的症状，对治疗有反应，列为不良反应 3 级。虽然不同 CTCAE 版本之间对心脏收缩功能的定义稍有区别，但是临床上通常认为心脏收缩功能不全者存在化疗禁忌[4]。

目前，临床应用抗肿瘤药物虽极大地降低了临床不良反应的发生，但仍有引起不同程度心脏、肾脏等功能受损的报道[5, 6]。因此，在本身合并有身体功能障碍的患者，更应该慎重选择抗肿瘤药物。本例患者因已存在心功能不全，有既往心力衰竭史，故使用心肌毒性较小的抗肿瘤药物西妥昔单抗和伊立替康。在靶向用药上我们没有选择贝伐珠单抗，主要考虑患者有多年的高血压病史，且肾脏已受到了明显损害。该患者化疗方案上可供选择的还有雷替曲塞，该药物也被推荐用于结肠恶性肿瘤的后线治疗，我们把该药放在了二线用药，而我们选用雷替曲塞也是考虑到该药的心脏毒性比较小。值得注意的是，在该类患者的抗肿瘤治疗的过程中，应持续监测心功能及时进行病情评估，以便据病情变化适时调整治疗措施[7]。

该患者从开始一线治疗到停止二线治疗，前后约 5 个月的时间，而如果不积极行抗肿瘤治疗的话，患者疾病进展应该会比这要迅速许多。所以，我们认为对于机体状况欠佳的老年患者，也应根据情形选择合适的抗肿瘤治疗，不应该放弃每一个患者抗肿瘤治疗的权利。

四、病例点评

伴随着我国经济的空前发展，我国人均寿命也明显延长，老龄化人口所占比例也随之升高。高龄人群往往存在多种基础病，该部分人群再合并恶性肿瘤的话，往往更需谨慎用药。但如果仅依照常规抗肿瘤治疗规范治疗的话，这部分人群往往又错失了抗肿瘤治疗的机会。因此，对于有基础疾病的老年患者，如合并心、肾功能不全者，可以一边调控基础病，一边掌握适当时机行抗肿瘤治疗。

该患者正是这部分人群的典型案例，既往曾发作心力衰竭，有高血压及糖尿尿病史，目前心脏射血分数及肾小球滤过率均欠佳，按常规治疗规范该患者不适宜行抗肿瘤治疗。但患者诊断为Ⅳ期结肠恶性肿瘤，伴腹盆腔种植转移及肝脏转移，如不及时抗肿瘤治疗的话病情将很快恶化。因此，在给予患者积极控制基础病的基础上，适时进行抗肿瘤治疗，且心肾功能并没有很快出现恶化，为其赢得了一定的生存时间。这为老年机体状况欠佳的肿瘤患者提供了治疗范本，也为这类患者提供了延长生存的机会。

随着我国老龄化社会的到来，心肾功能不全的老年患者合并恶性肿瘤的比例会越来越高，如何保障这部分患者的健康，对于肿瘤科医生来说任重而道远。

（病例提供：张凌云　复旦大学附属中山医院）

（点评专家：王　妍　复旦大学附属中山医院）

参考文献

[1]Golwala H.Enalapril/carvedilol for prevention of chemotherapy-induced heart failure : an end to the problem[J].J Am Coll Cardiol，2013，62（25）：2450-2451.

[2]Zhou MY，Sun YX，Zi-Yue NA.Assessing the Cardiac Toxicity of Chemotherapeutic Agents by Echocardiography[J].Journal of Chinese Oncology，2018，24（6）：606-610.

[3]Curigliano G，Cardinale D，Suter T，et al.Cardiovascular toxicity induced by chemotherapy，targeted agents and radiotherapy : ESMO Clinical Practice Guidelines[J].Ann Oncol，2012，23（Suppl 7）：vii155-166.

[4]Atkinson TM，Ryan SJ，Bennett AV，et al.The association between clinician-based common terminology criteria for adverse events(CTCAE)and patient-reported outcomes(PRO)：a systematic review[J].Support Care Cancer，2016，24（8）：3669-3676.

[5]Higgins AY，O'halloran TD，Chang JD.Chemotherapy-induced cardiomyopathy[J].Heart Fail Rev，2015，20（6）：721-730.

[6]Cuomo A，Rodolico A，Galdieri A，et al.Heart Failure and Cancer : Mechanisms of Old and New Cardiotoxic Drugs in Cancer Patients[J].Card Fail Rev，2019，5（2）：112-118.

[7]Shah S，Nohria A.Advanced heart failure due to cancer therapy[J].Curr Cardiol Rep，2015，17（4）：16.

病例32　急性肠梗阻起病的晚期结肠癌综合治疗

一、病历摘要

（一）病史简介

患者男性，53岁，主诉"发现晚期肠癌1周"。

2020年9月因腹痛当地医院诊断阑尾炎，行阑尾切除术；2021-01-06外院CT示结肠肝区肿瘤性病变可能，双肺、肝脏转移可能；2021-01-07外院肠镜示升结肠新生物，病理示腺癌；骨扫描不除外骨转移。

既往史：患者既往体健。

家族史：母亲食管癌，49岁去世；父亲甲状腺癌，目前平稳。兄弟7个体健。育有1子1女，体健。

（二）专科查体

T 36.4℃，P 88次/分，R 18次/分，BP 120/78mmHg。HT 182cm，BW 91 kg，BMI 27，BSA 2.191m²。PS 1分，NRS（疼痛）3分。

腹部膨隆，肝脾肋下未及，腹部轻压痛，无明显反跳痛及肌紧张，Murphy征阴性，移动性浊音阴性，腹部叩诊呈鼓音。

（三）辅助检查

血肿瘤标志物提示CEA 539ng/ml（正常值＜5ng/ml），CA199、CA153、CA724等正常。血常规、凝血功能、肝肾功能等基本正常。

2021-01-12 PET-CT示结肠肝区MT伴肠梗阻，腹盆腔、腹膜后、右侧膈脚后多发淋巴结转移，肝脏右叶转移，两肺多发转移，第2、第3胸椎及第4腰椎转移，腹盆腔种植转移、纵隔胸中段食管旁及左侧锁骨区淋巴转移可能（病例32图1）。

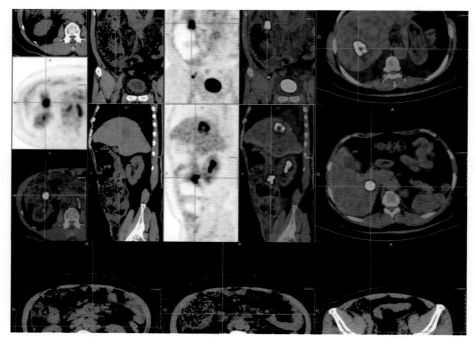

病例32图1　患者术前PET-CT典型影像（2021-01-12）

2021-01-13 腹部 CT 示升结肠近肝区恶性肿瘤伴不全肠梗阻（病例 32 图 2），肝脏转移，腹盆腔、腹膜后、右侧膈脚后多发肿大淋巴结，第 4 腰椎低密度灶，腹盆腔少量积液。

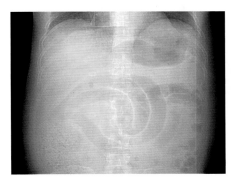

病例32图2　肠梗阻CT图像（2021-01-13）

二、诊疗过程

入我科后即予头孢吡肟和奥硝唑抗感染、奥曲肽抑制肠液分泌等治疗。2021-01-14 行姑息性右半结肠切除术＋末端回肠造瘘术，术中见近端结肠梗阻，扩张最大直径约 12cm，全小肠扩张积气积液；病理示（右半结肠）溃疡性腺癌，分化Ⅱ～Ⅲ级，癌组织浸润肠壁浆膜层，神经束见癌侵犯，脉管内见癌栓，两侧切缘未见癌累及。LN(7/13)，另见癌结节一枚。诊断：结肠恶性肿瘤 $pT_{4a}N_{2b}M_1$，Ⅳ期。术后予美罗培南抗感染、奥曲肽、低分子肝素钠 4100U 1 次 / 日皮下注射预防抗凝、静脉营养支持、保肝、吸氧等。患者 2021-01-18 起鼻导管 5L/min 状态下出现血氧饱和度 94%，伴有胸闷气促表现；动脉血气：pH 7.46，血氧饱和度 93%，碳酸氢根 29.1，氧分压 64mmHg；凝血酶原时间 12.2 秒，活化部分凝血活酶时间 30.1 秒，INR 1.10，D- 二聚体 9.42mg/L，纤维蛋白原 461mg/L；2021-01-19 动脉肺 CTA 示：两肺动脉部分分支栓子形成，两下肺炎症（病例 32 图 3）；下肢血管超声：左小腿肌间静脉血栓形成；予低分子肝素钠 4100U 1 次 /12 小时皮下注射抗凝。

2021-01-21 化验粪便隐血 3+。2021-01-22 转呼吸科监护室予 High flow 辅助通气治疗 5 天后，患者动脉血氧合稳定在 98%～99%。遂转至我科，将抗生素降级为头孢吡肟抗感染，调整低分子肝素钠至 6150U 1 次 /12 小时皮下注射抗凝，后改利伐沙班 20mg 1 次 / 日口服抗凝。2021-01-30 姑息一线第 1 周期 FOLFOX 治疗。术后标本免疫组化：CD56（示神经束侵犯）。基因检测结果：RAS/RAF/MET/RET/ALK/NTRK/PIK3CA 等基因野生型，PD-L1 蛋白表达：石蜡切片 TPS 0%，CPS 2，MSS；TMB：血浆 5.91/Mb

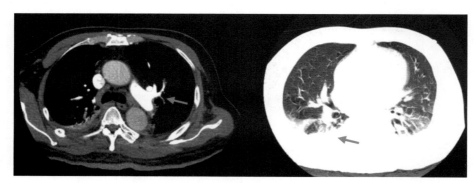

病例32图3　肺动脉CTA显示肺动脉栓塞（2021-01-19）

两肺动脉部分分支栓子形成，两下肺炎症。

（Moderate），石蜡切片5.91/Mb（Moderate）；免疫治疗正向基因：TP53.Y220S；负向基因：EGFRp.A691V；胚系突变0个；DDR相关基因变异3个。结合基因检测结果第2周期起予西妥昔单抗＋FOLFOX方案抗肿瘤治疗，并予地舒单抗骨修复治疗。针对胸腰椎（$T_{2\sim3}$、L_4）转移灶行姑息放疗DT 40Gy/10Fx。4周期后评估为SD（缩小）。患者2021-02-01复查D-二聚体2.29mg/L，凝血酶原时间12.1秒，活化部分凝血活酶时间30.5秒，凝血酶原时间国际标准化比值1.07，纤维蛋白原567mg/L。2021-05-17复查肺动脉CTA显示两肺动脉未见明显栓子，两下肺炎症较前好转（病例32图4）。

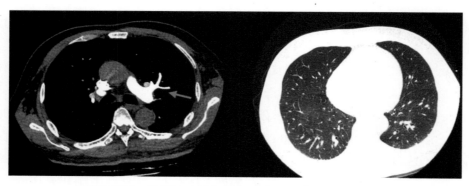

病例32图4　抗凝治疗后复查肺动脉CTA（2021-05-17）

两肺动脉未见明显栓子，两下肺炎症较前好转。

三、病例讨论

　　进展期结肠癌合并肠梗阻是临床较为常见的急腹症之一。据统计约30%肠梗阻患者是由结直肠癌引起，10% ~ 30%结直肠癌患者因肠梗阻而首次就诊[1]。因右半结肠癌接近回盲瓣，由于癌肿与回盲瓣的病理解剖关系，易发生闭襻性肠梗阻引起结肠穿孔，常需急诊手术。本例患者为升结肠肿瘤合并近端结肠梗阻，予行急诊右半结肠切除术，因肿瘤负荷较大且合并肝脏、骨等多发转移，予行末端回肠造瘘术。术后患者出现肺栓塞，考虑与术后卧床制动有关且肿瘤患者的高凝状态容易导致凝血功能异常。

恶性肿瘤是引发静脉血栓栓塞症（VTE）最重要的危险因素，VTE 已经成为肿瘤患者的第二大死因。首次发生 VTE 的病例中 20% ~ 30% 与肿瘤相关，肿瘤患者较非肿瘤患者 VTE 风险升高 4 ~ 7 倍[2]。VTE 主要包括深静脉血栓（DVT）和肺血栓栓塞症（PE）。合并 VTE 的晚期实体肿瘤患者中位生存期显著小于未合并 VTE 者（8.7 个月 vs 14.3 个月）[3]。目前国内外指南一致推荐所有 VTE 患者均需要以抗凝作为基础治疗。2016 年颁布的中国普通外科围术期血栓预防与管理指南，对于肿瘤患者来说同样也可作为参考[4]。活动期恶性肿瘤合并 PE，建议给予低分子肝素抗凝治疗至少 3 ~ 6 个月，活动期恶性肿瘤合并 PE，在抗凝治疗 3 个月后，若出血风险不高，推荐延长抗凝时间，甚至终生抗凝[5]。非胃部 / 胃食管肿瘤相关 VTE 还可选择利伐沙班、达比加群等口服抗凝药物[6]。VTE 风险评估目前常用的模型包括 Khorana 风险评估量表和 Caprini 风险评估量表。Khorana 评分主要应用于内科活动性肿瘤或疑诊肿瘤患者，一般认为 Khorana 评分≥ 2 分应进行预防性抗凝药物治疗[7]。Caprini 评分主要用于外科手术的肿瘤患者，一般认为 Caprini ≥ 3 分应进行预防性抗凝药物治疗[8]。本例患者术后即予低分子肝素预防性抗凝，因考虑术后伤口较大，抗凝药物相对比较保守。患者诊断肺栓塞后即予治疗性抗凝处理，并据患者机体恢复情况适时改为利伐沙班口服抗凝。据后续评估结果来看，患者肺栓塞及下肢肌间静脉血栓逐渐消失，后改成利伐沙班预防性抗凝剂量。

根据患者基因检测结果 RAS/RAF 野生型，我们第 2 周期起予调整为西妥昔单抗＋FOLFOX 方案抗肿瘤治疗。据 CRYSTAL 和 FIRE-3 研究的回顾性分析认为右半结肠首选贝伐珠单抗类靶向药物[9]。在右侧结肠癌，西妥昔单抗虽然在客观有效率上可能存在一定优势，但在总生存上不如贝伐珠单抗。而我们未选择该类药物主要考虑患者术后伤口依然处于恢复期，且当时因 VTE 行抗凝治疗中，如若应用贝伐珠单抗类药物可能导致出血风险增加，故而没选用该类靶向药物。再看 CRYSTAL 和 FIRE-3 研究，它们所用的化疗是伊立替康为主的化疗，并没有西妥昔单抗联合奥沙利铂的相关数据。但是，TAILOR 研究显示在野生型结肠恶性肿瘤中，西妥昔单抗联合 FOLFOX 方案对比单纯 FOLFOX 方案，无论 PFS 还是 OS 都有显著性延长[10]。因此，结合该患者情况，我们选用了西妥昔单抗联合 FOLFOX，经治疗后评估患者肿瘤标志物及影像学检查均示病情有好转。虽然晚期右半结肠癌患者一线选择西妥昔单抗是否可在总生存期上获益，仍依赖更多的临床数据，但是像该例合并抗血管治疗禁忌的患者选择西妥昔单抗是优先选择。

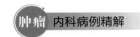

四、病例点评

该病例是比较典型的结肠癌合并急性肠梗阻，经及时手术治疗后转归相对较好的病例，对于该类患者及时行手术缓解梗阻是首要治疗措施。但往往急诊手术对患者来说应激风险也相对较高，容易导致感染、血栓、出血等各类并发症，术后的积极观察与治疗是保证患者治疗效果的关键因素之一，只有及时发现并解决各类并发症，尽早行抗肿瘤治疗，才是保证患者最终转归的关键。对于围术期抗肿瘤方案的选择，不选用抗血管靶向药可避免出血风险。结合既往的 TAILOR、CRYSTAL 和 FIRE-3 等研究，基因野生型结肠癌患者可优先考虑西妥昔单抗靶向治疗。由此可见，西妥昔单抗联合 FOLFOX 方案对该患者来说是比较稳妥的抗肿瘤治疗方案。另外，肿瘤患者本身容易出现高凝状态，而如果伴有手术、感染等应激状态，更容易加重高凝，进而形成恶性循环。因此，把握抗凝时机及疗程，对于肿瘤患者来说至关重要。

（病例提供：张凌云　复旦大学附属中山医院）

（点评专家：王　妍　复旦大学附属中山医院）

参考文献

[1]Kaplan J，Strongin A，Adler DG，et al.Enteral stents for the management of malignant colorectal obstruction[J].World journal of gastroenterology，2014，20（37）：13239-13245.

[2]Font C，Farrus B，Vidal L，et al.Incidental versus symptomatic venous thrombosis in cancer：a prospective observational study of 340 consecutive patients[J].Annals of oncology：official journal of the European Society for Medical Oncology，2011，22（9）：2101-2106.

[3]Sorensen HT，Mellemkjaer L，Olsen JH，et al.Prognosis of cancers associated with venous thromboembolism[J].The New England journal of medicine，2000，343（25）：1846-1850.

[4] 中华医学会外科学分会 . 中国普通外科围手术期血栓预防与管理指南 [J]. 消化肿瘤杂志，2016，8（2）：57-62.

[5]Bergqvist D，Agnelli G，Cohen AT，et al.Duration of prophylaxis against venous thromboembolism with enoxaparin after surgery for cancer[J].The New England journal of medicine，2002，346（13）：975-980.

[6]Young AM，Marshall A，Thirlwall J，et al.Comparison of an Oral Factor Xa Inhibitor With Low Molecular Weight Heparin in Patients With Cancer With Venous Thromboembolism：

Results of a Randomized Trial（SELECT-D）[J].Journal of clinical oncology：official journal of the American Society of Clinical Oncology，2018，36（20）：2017-2023.

[7]Khorana AA，Kuderer NM，Culakova E，et al.Development and validation of a predictive model for chemotherapy-associated thrombosis[J].Blood，2008，111（10）：4902-4907.

[8]Bahl V，Hu HM，Henke PK，et al.A validation study of a retrospective venous thromboembolism risk scoring method[J].Annals of surgery，2010，251（2）：344-350.

[9]Tejpar S，Stintzing S，Ciardiello F，et al.Prognostic and Predictive Relevance of Primary Tumor Location in Patients With RAS Wild-Type Metastatic Colorectal Cancer：Retrospective Analyses of the CRYSTAL and FIRE-3 Trials[J].JAMA oncology，2017，3（2）：194-201.

[10]Qin S，Li J，Wang L，et al.Efficacy and Tolerability of First-Line Cetuximab Plus Leucovorin，Fluorouracil，and Oxaliplatin（FOLFOX-4）Versus FOLFOX-4 in Patients With RAS Wild-Type Metastatic Colorectal Cancer：The Open-Label，Randomized，Phase Ⅲ TAILOR Trial[J].Journal of clinical oncology：official journal of the American Society of Clinical Oncology，2018，36（30）：3031-3039.